〔新訂版〕

職場のメンタルヘルス100のレシピ

大西　守／廣　尚典／市川佳居　編

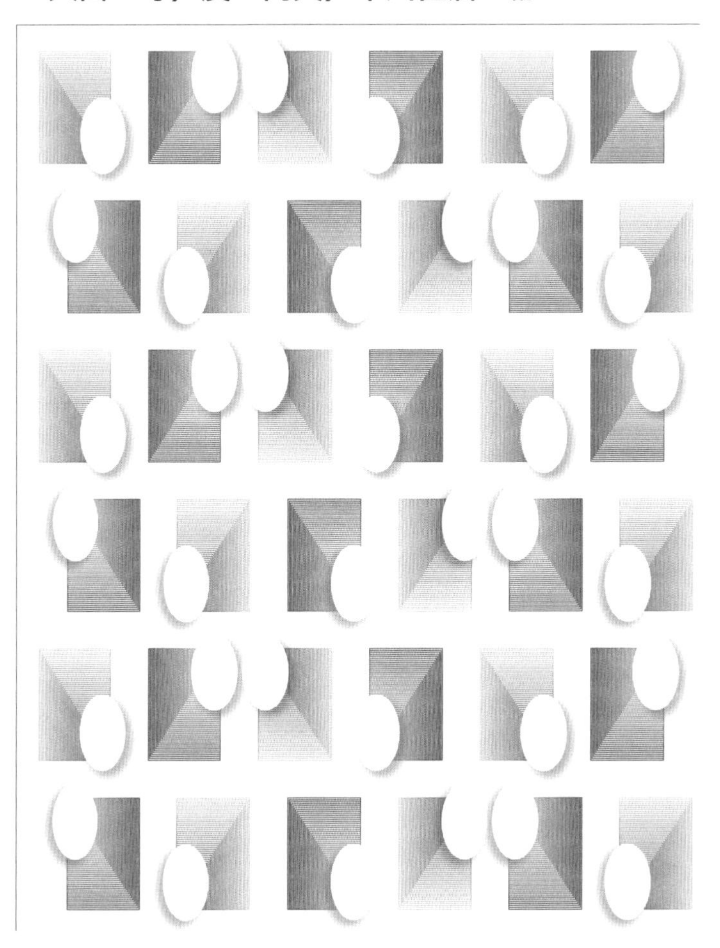

金子書房

新訂版の刊行にあたって

旧版である『職場のメンタルヘルス 100のレシピ』が上梓されたのは，2006年12月のことである。多くの企業・組織において，メンタルヘルスの問題とその対応に取り組む機運が高まりつつあった時代ではなかっただろうか。

とくに，従来の医療モデルを中心とした疾病性では対応が難しく，職場の実情に即した事例性重視の視点が求められていた。さらに，メンタルヘルス関連の労働災害・公務災害の顕在化を受けて，メンタルヘルス管理がリスクマネジメントとしても不可欠なことが周知されるようになった。もとより，職場規模，業種，産業保健スタッフの充実度，経営理念，職位など，その対応方法に絶対的なものはないが，譲れない一線はあるはずだと考えたのである。

そうした認識のもと，職場でのメンタルヘルス活動を実践するうえでの重要なポイントと原理原則について，100のＱ＆Ａ形式でわかりやすくまとめた。レシピという言葉のとおり，多くのヒントを与えること意図したものである。幸い多くの読者の支持を得ることができ，今日に至っている。

しかしながら，その後の日本を取り巻く社会経済情勢の変貌は編者らの予想を上回るもので，産業精神保健領域の取り組み方や考え方にも多大な影響を及ぼすこととなった。これは経済活動といった側面だけではなく，東日本大震災をはじめとする多くの自然災害や事故などの衝撃，SNS やスマホに象徴されるコミュニケーションのあり方なども含まれるであろう。

具体的には，経済活動の国際化・ボーダレス化，女性労働者の社会進出，リワークプログラムの発展，ストレスチェック制度の開始，働き方の多様性，自殺者・その家族の問題，過重労働の問題，労務災害・公務災害の判断基準の変更，セクハラ・パワハラ・マタハラの問題など枚挙に暇がない。もちろん，その背景基盤となる各種の法的な整備・改正や行政サービスの拡充も図られてきた。

他方，精神医学の世界では診断基準の改訂が重ねられ，DSM-5が普及し，ICD-11の公表も近い。疾病的な側面に目を向けてみると，職場関係者からのうつ病・双極性障害や発達障害への関心の高さは，従来になかったものである。高齢化社会に突入した日本では，認知症をはじめとする高齢者をめぐる精神医学的ニーズも広がっている。

こうした状況を鑑み，今回大幅な改訂を行い，『〔新訂版〕職場のメンタルヘルス 100のレシピ』として世に問うものである。読者対象も，専門家にとどまらず，さまざまな立場の職場関係者を対象としている。旧版同様，理想論ではなく，より現実的で実践性のある回答を心がけた。さらに，Q & A 形式に加え，いくつかのコラムを掲載して，読者の息抜きにも配慮されている。

旧版以上に，多くの職場関係者読者の身近な存在として本書が活用されることを祈念している。

2017年11月

編　者　　大西　守・廣　尚典・市川佳居

目　次

I　安全衛生・行政関係

II　教育・研修関係

Ⅲ　介入・対応の実際

Ⅳ　休職・復職判定・復職支援

Ⅴ　精神疾患・治療

Ⅵ　労働災害・公務災害

資　料

キーワード一覧

サ　行

タ　行

ナ　行

ハ　行

マ　行

ラ　行

ワ　行

欧　字

〔新訂版〕　職場のメンタルヘルス　100のレシピ

本書の内容は初版刊行時（2017年12月）のものです。法律，
政策，診断名，各種施設などは最新の情報をご確認ください。

I

安全衛生・行政関係

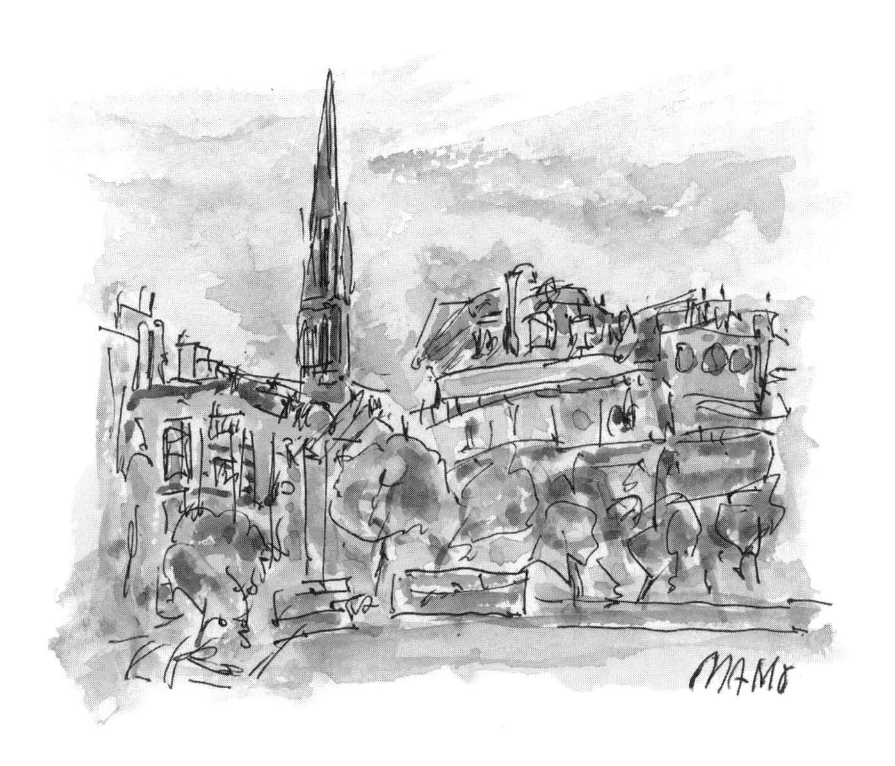

1 最新の労働安全衛生法の改正点

001 key words

・労働安全衛生法　・ストレスチェック

Q 労働安全衛生法が改正（2014年6月）されたようですが，メンタルヘルスに関する部分の要点を教えてください。

A 法改正で新たに創設されたストレスチェック制度は，メンタルヘルス不調の未然防止の段階である一次予防を強化するため，定期的に労働者のストレスの状況について検査を行い，本人にその結果を通知して自らのストレスの状況について気付きを促し，個々の労働者のストレスを低減させるとともに，検査結果を集団ごとに集計・分析し，職場におけるストレス要因を評価して職場環境の改善につなげることで，ストレスの要因そのものを低減するよう努めることを事業者に求めています（実施についてはⅢ－5（036）およびⅢ－6（037）参照）。

さらにその中で，ストレスの高い者を早期に発見し，医師による面接指導につなげることで，労働者のメンタルヘルス不調を未然に防止することも副次的目的としています（図参照）。

○常時使用する労働者に対して，医師，保健師等による心理的な負担の程度を把握するための検査（ストレスチェック）を実施することが事業者の義務となりました（労働者数50人未満の事業場は当分の間努力義務）。

○検査結果は，検査を実施した医師，保健師等から直接本人に通知され，本人の同意なく事業者に提供することは禁止されています。

○検査の結果，面接指導が必要であると判定された労働者から申し出があった場合，医師による面接指導を実施することが事業者の義務となります。また，申し出を理由とする不利益な取り扱いは禁止されています。

○面接指導の結果に基づき，医師の意見を聴き，必要に応じ就業上の措置（労働者の実情を考慮し，就業場所の変更，作業の転換，労働時間の短縮，深夜業の回数の減少等の措置）を講じることが事業者の義務となりました。

○ストレスチェックに関して，労働者に対して受検を義務付ける規定が置かれていないのは，メンタルヘルス不調で治療中のため受検の負担が大きい

図　ストレスチェックと面接指導の実施に係る流れ（厚生労働省，2015）

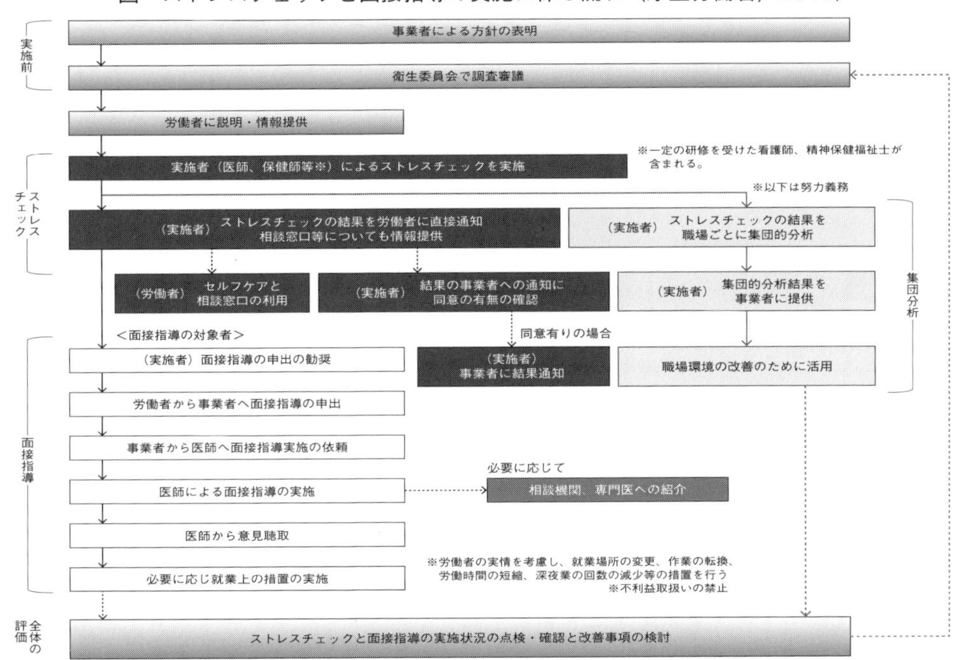

等の特別の理由がある労働者にまで受検を強要する必要はないためであり，制度を効果的なものとするためにも，全ての労働者がストレスチェックを受検することが望まれます。

○ストレスチェックの未実施については罰則の適用はありませんが，常時50人以上の労働者を使用する事業者は1年以内ごとに1回，定期的に心理的な負担の程度を把握するための検査結果等報告書を所轄労働基準監督署長に提出しなければならず，この違反には罰則があります。（古山善一）

ストレスチェック等の職場におけるメンタルヘルス対策・過重労働対策等　厚生労働省
http://www.mhlw.go.jp/bunya/roudoukijun/anzeneisei12/（2017年10月25日アクセス）
労働安全衛生法に基づくストレスチェック制度実施マニュアル　厚生労働省
http://www.mhlw.go.jp/bunya/roudoukijun/anzeneisei12/pdf/150507-1.pdf（2017年10月25日アクセス）

2 労働災害防止計画について

002 key words
・労働安全衛生法　・労働災害防止計画

Q 労働災害防止計画について，簡潔に説明してください。

A **<労働災害防止計画の意義と経過>**

労働者の安全と健康を確保することは，最も重要な政策課題の１つで，事業者は，労働者の安全と健康を確保する責務を有しています。労働災害防止の実効を上げるには，労働安全衛生関係法令に規定された最低基準としての労働災害防止措置を履行するだけではなく，自主的な安全衛生活動を体系的かつ積極的に展開し，職場内のリスクの確実な低減に取り組む必要があります。

事業者，事業者団体，国等の関係者がそれぞれの役割分担の下に緊密な連携を図りながら，労働災害防止対策を総合的かつ計画的に実施するため，国が労働災害防止についての総合的な計画を長期的な展望に立って策定し，労働災害防止の実施主体である事業者等において取り組むことが求められる指針として示し，自主的活動を促進してきました。

1958年（昭和33年）に産業災害防止総合５か年計画が策定されて以来，５年ごとに，12次にわたって労働災害防止計画が定められてきました。

第１次から第３次計画では，最低労働条件を定めた労働基準法の下で，多発する死傷災害の防止を最も重要な課題としてきました。

1972年（昭和47年）に労働安全衛生法が施行された後の計画では，より高い安全衛生水準の確保が課題として取り上げられ，労働災害の防止を図るため，職場内のリスクを体系的に低減させる取り組みについても重要な課題として取り上げられてきています。

<メンタルヘルス対策の位置づけと展開>

・第８次労働災害防止計画1993年（平成５年）

心身の健康の保持増進対策として位置づけられ「作業関連疾患と業務の関連，疾患の発生のメカニズム，適切な予防対策等を明らかにするための研究を推進する。」とされました。この研究成果が現在のストレスチェック制度導入に至る諸施策の根幹となっています。

• 第９次労働災害防止計画1998年（平成10年）

ストレスマネジメント対策として「管理監督者に対する研修の充実，労働者自身がストレスを適切にコントロールすることができるような知識の付与等及びストレスに係る相談体制の整備等により，事業場におけるストレスマネジメントの普及を図る。」とされました。

• 第10次労働災害防止計画2003年（平成15年）

事業者が事業場の状況を踏まえた適切な「心の健康づくり計画」を作成し，その計画に沿ったセルフケア，ラインによるケア等を内容とするメンタルヘルスケアの積極的な推進を図ることとされました。

• 第11次労働災害防止計画2008年（平成20年）

労働者のメンタルヘルス不調に対する早期の気づき等を促すための教育，研修等の実施を促進するとともに，相談体制の整備，事業場外資源との連携の促進，職場復帰のための対策の推進が重点とされました。

• 第12次労働災害防止計画2013年（平成25年）

メンタルヘルス対策で講ずべき重点施策として次項を取り上げています。

ａ：メンタルヘルス不調予防のための職場改善の取組
教育研修・情報提供，パワーハラスメント対策，職場環境の改善・快適化

ｂ：ストレスへの気づきと対応の促進
ストレスチェック等の取組，事業場内での相談体制の整備

ｃ：取組方策の分からない事業場への支援
支援措置を充実，特に小規模事業場に対する支援の強化

ｄ：職場復帰対策の促進
事業者に対する支援措置の検討，充実

（古山善一）

第12次労働災害防止計画　厚生労働省
http://www.jaish.gr.jp/user/anzen/hor/boushi12.pdf（2017年10月25日アクセス）

3 過重労働対策の概要と留意点

003 key words

・過重労働　・労働安全衛生法

Q 過重労働対策が重視されていると聞きますが，その概要とメンタルヘルス面での留意点を教えてください。

A 過重労働対策は，近年職場の安全衛生管理において，最も注目されている事項の１つです。過重労働に起因あるいは関連する健康障害に関して，労災認定のみならず，事業者責任を追及する民事訴訟も多くみられるようになっています。

過重労働とは，一般に労働者に心身の過重な負荷がかかる労働と解されますが，長時間労働を意味することが多いのが現状です。労働安全衛生法（一部省令を含む）では，過重労働への対応について，以下のように規定しています（法第66条の８，第66条の９，第104条）。

- 月100時間を超える時間外労働（１週の労働時間を40時間として）を行い，疲労の蓄積が認められて，本人が申し出を行った労働者に対して，医師による面接指導を実施する。また，その記録を保存する。産業医などは，必要があると認めた場合，面接指導の申し出をするように勧奨できる。
- 事業者は，面接指導の結果の記録，面接指導の結果に基づく必要な措置についての医師の意見の聴取，その必要があると思われる場合の作業などの変更，労働時間の短縮，医師の意見の衛生委員会などへの報告などの措置を講じる。

また，上記基準以外に，各事業場で実態に見合った基準を設け，それを超える労働者で，疲労の蓄積があり本人が健康に不安を感じている者にも，同様の対応をすること等が，努力義務として求められています。

これらは，一定以上の過重労働を行っている労働者に対して，随時健康のチェックを実施し，定期健康診断と同様の事後措置をも行うこと，と言い換えることができます。

直接的には，過重労働による脳・心臓疾患の発症防止を狙いとするものですが，過重労働はまた，うつ病をはじめとする精神疾患の発症や増悪にも影響を及ぼすことがあるところから，医師による面接時には，当該労働者のメンタルヘルス面の評価も行うことが求められています。

医師による面接の進め方としては，一般にストレスが高いとされている業務内容の有無を確認し，現在の仕事の要求度，コントロール度，周囲からの支援の程度を評価して，既往歴，現病歴，生活習慣，理学的所見などから，脳・心臓疾患の発症リスクを推定するとともに，自記式自覚症状調査で問題のあった例に対して，うつ病に関する簡便な構造化面接を行うことが推奨されています。その結果に基づき，必要に応じて専門医に紹介されるルートも確保されなければなりません。この面接は，過重労働による健康障害の，主として二次予防に該当するものといえるでしょう。

したがって，面接を行う医師，それに関わる他の産業保健職には，脳・心臓疾患に関する知識に加えて，うつ病をはじめとする心の健康問題についての知識，技術も求められることになります。

これに関連するものとして，「過重労働による健康障害防止のための総合対策」（2008年３月）に別添として付けられた「過重労働による健康障害を防止するため事業者が講ずべき措置等」があります。これには，時間外・休日労働の削減，年次有給休暇の取得促進，労働時間等の設定の改善のための措置の実施，労働者の健康管理の徹底など，職場で取り組むことが求められる事項が記載されています。

また，過労死等防止対策推進法が制定され，2014年２月施行となっています。同法では，「過労死等」を「業務における過重な負荷による脳血管疾患若しくは心臓疾患を原因とする死亡若しくは業務における強い心理的負荷による精神障害を原因とする自殺による死亡又はこれらの脳血管疾患若しくは心臓疾患若しくは精神障害」と定義しており，事業者は，国，地方公共団体，その他の関係する組織などと密接な連携の下に，この問題の発生防止に取り組まねばなりません。　（廣　尚典）

4 労働者の心の健康の保持増進のための指針

004 key words

・衛生委員会　・心の健康づくり計画　・ストレスチェック

Q 「労働者の心の健康の保持増進のための指針」（4つのケア）について説明してください。

A 労働安全衛生法に基づきメンタルヘルスケアの原則的な実施方法について定めたもので，本指針に基づき，各事業場の実態に即した形で，ストレスチェック制度を含めたメンタルヘルスケアの実施に積極的に取り組むことが望まれます。

事業者は，自らがストレスチェック制度を含めた事業場におけるメンタルヘルスケアを積極的に推進することを表明するとともに，衛生委員会または安全衛生委員会において十分調査審議を行い，メンタルヘルスケアに関する事業場の現状とその問題点を明確にし，それを解決する具体的な実施事項等についての「心の健康づくり計画」を策定・実施するとともに，ストレスチェック制度の実施方法等に関する規程を策定し，制度の円滑な実施を図る必要があります。

これらの取り組みにおいては，教育研修，情報提供および「セルフケア」，「ラインによるケア」，「事業場内産業保健スタッフ等によるケア」ならびに「事業場外資源によるケア」の4つのメンタルヘルスケアが継続的かつ計画的に行われるようにすることが重要です。

① セルフケア

心の健康づくりを推進するためには，労働者自身がストレスに気づき，これに対処するための知識，方法を身につけ，それを実施することが重要で，そのためには，労働者がストレス要因に対するストレス反応や心の健康について理解するとともに，自らのストレスや心の健康状態について正しく認識できるようにする必要があります。

② ラインによるケア

管理監督者は，部下である労働者の状況を日常的に把握しており，また，個々の職場における具体的なストレス要因を把握し，その改善を図ることができる立場にあることから，職場環境等の把握と改善，労働者からの相談対応を行います。

③　事業場内産業保健スタッフ等によるケア

セルフケアおよびラインによるケアが効果的に実施されるよう，労働者および管理監督者に対する支援を行うとともに，心の健康づくり計画に基づく具体的なメンタルヘルスケアの実施に関する企画立案，メンタルヘルスに関する個人の健康情報の取り扱い，事業場外資源とのネットワークの形成やその窓口となること等，心の健康づくり計画の実施にあたり，中心的な役割を担います。

また，産業医等の助言，指導等を得ながら事業場のメンタルヘルスケアの推進の実務を担当する事業場内メンタルヘルス推進担当者（衛生管理者等や常勤の保健師等から選任することが望ましい）を選任するよう努めることとされています。

④　事業場外資源によるケア

事業場が抱える問題や求めるサービスに応じて，メンタルヘルスケアに関し専門的な知識を有する各種の事業場外資源の支援を活用することが有効ですが，これに依存することにより事業者がメンタルヘルスケアの推進について主体性を失わないよう留意すべきとされています。このため，事業者は，メンタルヘルスケアに関する専門的な知識，情報等が必要な場合は，事業場内産業保健スタッフ等が窓口となって，適切な事業場外資源から必要な情報提供や助言を受けるなど円滑な連携を図るよう努め，必要に応じて労働者を速やかに事業場外の医療機関および地域保健機関に紹介するためのネットワークを日頃から形成しておくことが望まれます。

なお，規模50人未満の事業場においては，産業保健総合支援センターの地域窓口（地域産業保健センター）等の事業場外資源を活用することができます（I -11(011)参照)。

（古山善一）

労働者の心の健康の保持増進のための指針（健康保持増進のための指針公示第６号）
厚生労働省　http://www.mhlw.go.jp/topics/bukyoku/roudou/an-eihou/dl/060331-2.pdf（2017年10月25日アクセス）

5 「職場復帰支援の手引き」の活用法

005 key words

・復職　・職場復帰支援　・心の健康問題
・心の健康問題により休業した労働者の職場復帰支援の手引き

Q 「心の健康問題により休業した労働者の職場復帰支援の手引き」の概要と利用の仕方を教えてください。

A 心の健康問題をもつ労働者は，長期にわたる休業を余儀なくされることが少なくありません。そうした労働者が円滑な職場復帰を果たすためには，適切な支援を行うことが重要です。「心の健康問題により休業した労働者の職場復帰支援の手引き」（以下，手引き）には，事業場内におけるその進め方のポイントが詳説されています。手引きを参考として，事業場の事情に合わせた形で職場復帰支援に関する体制や規定をつくり，それらを教育研修などにより労働者へ周知をしておくことが大切です。

手引きは，職場復帰支援を当該労働者の休業開始から職場復帰後のフォローアップまでの活動とし，その流れを５つのステップに整理しています。

⑴　第１ステップ：病気休業開始および休業中のケア

休業に関する情報を管理監督者，人事労務管理者および産業保健スタッフの間で共有し，当該労働者が安心して休養と治療に専念できるように，休業や復職に関する手続きを伝えたり，活用できる地域の資源についての情報を提供したりします。また，この時期に主治医との連携を図り，当該労働者が休業に至った経緯や復職を認める基準（回復水準）を伝えることも大切です。

⑵　第２ステップ：主治医による職場復帰可能の判断

病状が回復し，当該労働者が復職の意思を示した時点から，復職支援は本格化します。本人が主治医に対して職場復帰可能の診断書（意見書）の作成を求め，それを職場に提出します。その書面には，主治医からみた必要と思われる就業上の配慮事項についても記載してもらうことが望ましいでしょう。

⑶　第３ステップ：職場復帰の可否の判断および職場復帰支援プランの作成

主治医からの職場復帰可能の診断書が提出されても，即復職ということにはなりません。復職可否の判断は事業者によって行われます。実際には，産業医が復職の可否を判断し，それを受けて人事労務管理者が最終的な決定をするのが一般的です。そのために，産業保健スタッフは必要な医療情報の収集，把握を行い，受け入れ予定職場の管理監督者（上司）は職場の状況（現状と見通し）を整理します。すなわち，本人側の情報と受け入れ予定職場の情報の双方が揃うことが必要です。

職場復帰可能と判断された場合には，当該労働者に加えて，管理監督者，産業保健スタッフなどのそれぞれの役割を明確にした職場復帰支援のためのプランを作成します。当該労働者が不調をきたし，休業に至った経緯を今一度関係者で共有し，今後回避すべき事項があれば，具体的にどのように配慮すべきかを議論する必要もあります。

⑷　第4ステップ：最終的な職場復帰の決定

事業者が最終的な職場復帰の決定を行ったあとは，産業医を中心に「職場復帰に関する意見書」を取りまとめ，労働者を通して主治医にも情報提供を行います。

⑸　第5ステップ：職場復帰後のフォローアップ

職場復帰後も疾病の再燃・再発の可能性があるため，産業保健スタッフや管理監督者は，適切にサポートをしていくことが重要です。そのため復職後もフォローアップを行い，状況に応じて支援プランを変更していきます。また，問題が生じた場合にはできるだけ早めに関係者間で対応を協議します。

上記の5つのステップにはいくつかの留意点があります。最も重要なのは，労働者の健康情報はプライバシーに関わるものなので厳密に保護されるべき点です。また手引きは心の健康問題による休業者で，医学的に業務に復帰するのに問題がない程度に回復した労働者を主な対象としている点にも注意が必要です。事業場によって試し出勤制度を設けている場合がありますが，就労上の取り扱い（賃金の支払いや労働災害発生時の取り扱いなど）については，ルールを明確にした上で運用する必要があります。

なお小規模事業場では産業保健総合支援センターや地域産業保健センター（地域窓口）などの事業場外資源を利用するとよいでしょう。　（廣　尚典）

6 衛生委員会の設置根拠と活かし方

006 key words

・衛生委員会　・安全衛生委員会　・衛生管理者　・総括安全衛生管理者

Q メンタルヘルス対策に関しても衛生委員会の活用を考えています。その運営について，具体的なコツを教えてください。

A 事業場の安全衛生管理活動（健康管理を含む）が適切に推進されるためには，管理者がそれを自主的に行うだけでなく，労働者も関心を高め，彼らの意見が具体的な取り組みに反映されることが重要です。そのため，労働安全衛生法では，第17条〜第19条に，安全委員会，衛生委員会および安全衛生委員会の設置が規定されています。

衛生委員会は，常時50人以上の労働者を使用するすべての事業場に設置が義務づけられており，毎月１回以上開催して，労働者の健康障害を防止するための基本となるべき対策に関すること，労働者の健康の保持増進を図るための基本となるべき対策に関すること，労働災害の原因および再発防止対策のうち衛生に関することなどを調査，審議しなければならないことになっています（ただし，決定をする場とまでは位置づけられていません）。安全委員会も設ける必要のある事業場（別に定めがあります）では，安全委員会，衛生委員会両者の機能を併せもつものとして，安全衛生委員会を設置してもかまいません。

衛生委員会は，①総括安全衛生管理者または総括安全衛生管理者以外で当該事業場においてその事業の実施を統括管理する者もしくはそれに準じる者，②衛生管理者，③産業医，④衛生に関し経験を有する労働者，で構成し，①以外の委員の半数は，当該事業場の労働者の過半数で組織する労働組合，それがない場合には労働者の過半数を代表する者の推薦に基づき指名することになっています。総括安全衛生管理者とは，安全衛生管理組織の最高責任者で，（業種に応じて）一定規模以上の事業場では，当該事業場における事業の実施について実質的に総括管理する権限と責任を有する者をそれに選任しなければなりません。

衛生委員会における議事で特に重要なものについては，記録を作成して，

３年間保存しなければならないことも定められています。

衛生委員会は，一部の事業場では形骸化している実態もあるようですが，本来事業場の衛生活動の根幹を支えるきわめて重要な場であるといえましょう。

メンタルヘルスに関する取り組みも，衛生委員会で審議される必要があります。長時間労働による労働者の健康障害の防止を図るための対策の樹立に関すること，労働者の精神的健康の保持増進を図るための対策の樹立に関することが，取り上げられるべき事項となっています。ストレスチェック制度に関しては，目的に係る周知方法，実施体制，実施方法，集団分析の方法，受検の有無に関する情報の取り扱い，結果の記録の保存方法，不利益な取り扱いの防止などがあげられています（Ⅰ－1(001)参照)。

メンタルヘルスの問題を衛生委員会で議論するにあたっては，一般論や全国調査の結果の引用に終始するのではなく，当該事業場の問題点を明らかにすることが重要となります。産業医をはじめとする産業保健スタッフは，日頃の活動から得られている情報を整理して持ち込み，対策の具体的な実施についても，積極的に意見を述べることが望まれます。

しかしながら，時間の制約などから，メンタルヘルスに関するすべてを衛生委員会の中で議論するのは困難である事業場も多いでしょう。その場合には，衛生委員会の下部組織として，ワーキンググループのようなものを組織し，実態調査の実施や計画の原案作成などはそこで行って，衛生委員会では対策の進め方を取り上げて，実施についての関係者の意思統一を図る場と位置づけるのが現実的です。

また，現在メンタルヘルスに関する問題は，労使共通の関心事ですから，衛生委員会でそれを取り上げることで，委員会活動そのものが活性化し，ひいては他の産業保健活動も推進されるという波及効果が期待できるかもしれません。

（廣　尚典）

7 産業医の働きと選任要件

007 key words
・産業医　・労働安全衛生規則　・産業医の選任

Q 産業医を雇用する必要がある事業場の規模や，常勤・非常勤での差異を教えてください。また，産業医の業務と産業医の選任要件を教えてください。

A 産業医を選任する必要があるのは，常時50人以上の労働者を使用する事業場です。業種や労働者の年齢，性別には関係ありません。常時1,000人以上の労働者を使用する事業場および特定の業務（有害性の高い業務）に常時500人以上の労働者を従事させる事業場では，その事業場に専属の産業医を選任しなければなりません。3,000人を超える事業場では，2人以上の選任が求められています。専属であっても，非専属であっても，法的には果たすべき職務内容に違いはありません。

産業医の選任は，「事業場」単位で行われるものであり，「企業」単位ではありません。全従業員数が何千人もいる企業であっても，それらが多くの事業場に分散されているのであれば，法的には専属産業医を確保する必要はない場合があることになります。しかし，そうした大企業では，全社的な健康管理を展開するため，自主的に本社などに専属の産業医を配置しているところもみられます。彼らは，全社産業医，総括産業医などと呼ばれることがあります。これについては，現在のところ法規による定めはありません。

「専属の産業医」が当該事業場にどのくらいの頻度で出勤する必要があるのかについては，明確な規定があるわけではありませんが，一般的には週3日以上と判断されているようです。

産業医の職務は，労働安全衛生規則（以下，安衛則）第14条第1項に定められており，次項で医学に関する専門的知識を必要とするものが該当します。

- 健康診断の実施，およびその結果に基づく労働者の健康を保持するための措置に関すること
- 過重労働者への面接指導および必要な措置の実施，ならびにこれらの結果に基づく労働者の健康を保持するための措置に関すること

- 心理的な負担の程度を把握するための検査，面接指導，およびその結果に基づく労働者の健康を保持するための措置に関すること
- 作業環境の維持管理に関すること
- 作業の管理に関すること
- 上記のほか，労働者の健康管理に関すること
- 健康教育，健康相談その他労働者の健康の保持増進を図るための措置に関すること
- 衛生教育に関すること
- 労働者の健康障害の原因の調査および再発防止のための措置に関すること

一方，診療行為は産業医業務の中には含まれていません。診療行為が禁止されているわけではありませんが，優先順位は上記のほうが高くなります。

また，産業医がこうした職務を十分に遂行するためには，職場の実態を把握することが不可欠であることから，安衛則第15条第１項では，作業場などを巡視しなければならないと定めています。安衛則第14条第３項には「産業医は，第１項各号に掲げる事項（上記の９項目）について，総括安全衛生管理者に対して勧告し，又は衛生管理者に対して指導し，若しくは助言することができる」と記されており，第４項には，産業医がそうした勧告や助言を行ったことを理由として，事業者は産業医に対し解任その他の不利益な取り扱いをしてはならないことも定められています。

産業医として選任されるためには，安衛則第14条第２項で，以下のいずれかを満たす必要がある旨が規定されています。

①労働者の健康管理などを行うのに必要な医学に関する研修であって厚生労働大臣が定めたもの（日本医師会の産業医学基礎研修および産業医科大学の産業医学基本講座が該当します）を修了した者

②労働衛生コンサルタント試験に合格した者で，その試験の区分が保健衛生である者

③学校教育法による大学において労働衛生に関する科目を担当する教授，助教授または常勤講師の職にあり，またはあった者

④その他厚生労働大臣が定める者

（廣　尚典）

8 個人情報保護法と安全配慮義務

008 key words

・個人情報保護法　・守秘義務　・プライバシー　・労働安全衛生法
・安全配慮義務

Q 職場でのメンタルヘルス対策を実施するうえで，個人情報保護法と安全配慮義務との関係について教えてください。

A 安全配慮義務とは，使用者が「労働契約に伴い，労働者がその生命，身体等の安全を確保しつつ労働することができるよう，必要な配慮をする」義務（労働契約法5条）のことをいいます。判例上も使用者は「その雇用する労働者に従事させる業務を定めてこれを管理するに際し，業務の遂行に伴う疲労や心理的負荷等が過度に蓄積して労働者の心身の健康を損なうことがないよう注意する義務を負う」（電通事件・最二小判平12.3.24）とされ，裁判実務においても多くの損害賠償請求事件において，とりわけ，労働者が過重な業務や心理的負荷の高い業務に従事したことによって精神障害を発症したと主張されるメンタルヘルス事案において，その義務違反があったかどうかが激しく争われています。

ところで，使用者が上述の安全配慮義務を履行するためには，労働者の心身の健康を保持するために日頃から労働者の健康状態を適切に把握しておく必要があり，健康診断，保健指導，面接指導，健康相談，健康保険組合の保険事業などあらゆる機会をつかまえてメンタルヘルスに関する個人情報を取得しておく必要があるとともに，メンタルヘルス不調の労働者がいた場合には，当該労働者の上長や事業場内の関係部署はもちろん，場合によっては外部の専門家等に対しても労働者の個人情報を提供してこれを共有しながら適切に対処することが必要となります。

ただ，これら労働者の個人情報の入手，入手した後の情報管理，第三者への提供等については，個人情報保護法（平成15年制定。その後，平成27年に改正され，平成29年5月30日から改正法が全面施行されている）「個人情報の保護に関する法律についてのガイドライン（通則編）（平成28年11月個人情報保護委員会）」他3編のガイドラインに従う必要があります。

メンタルヘルス管理という観点から特に留意しなければならないことは，改正個人情報保護法において個人情報のうち，人種，信条，社会的身分，病歴，犯罪の経歴，犯罪により害を被った事実その他本人に対する不当な差別，偏見が生じないようにその取り扱いに特に配慮を要するものとして政令で定めるものを「要配慮個人情報」（2条3項）とし，要配慮個人情報を取得する際には，原則として本人の同意が必要であるとされている点です。また，要配慮個人情報を含む個人データを第三者に提供する際にはオプトアウトの方法では提供できない（要配慮情報が含まれないように処理した上で，またはあらかじめ本人の同意を取得した上で第三者に提供する必要がある）という点です。さらに，これと趣旨を同じくするものですが，雇用管理分野に関する個人情報のうち労働者の健康に関する情報の取り扱いについては，「雇用管理分野における個人情報のうち健康情報を取り扱うにあたっての留意事項」（以下，新留意事項通達。労働者の健康情報については，旧法当時，厚生労働省が「雇用管理に関する個人情報のうち健康情報を取り扱うに当たっての留意事項について」（平16.10.29基発1029009号）を策定し，周知していましたが，その後改正され新留意事項となりました）に則って個人情報を取得する必要があるということです。

なお，事業主の行うメンタルヘルスケアについては，厚生労働省が，そのための原則的な実施方法として「労働者の心の健康の保持増進についての指針」（I－4(004)参照）を策定し，周知しておりますのでご参照ください。

（寺前　隆）

個人情報保護法ガイドライン（通則編）　個人情報保護委員会
https://www.ppc.go.jp/files/pdf/guidelines01.pdf（2017年10月25日アクセス）
雇用管理に関する個人情報のうち健康情報を取り扱うに当たっての留意事項について　平成16年10月29日付基発第1029009号　厚生労働省
雇用管理分野における個人情報のうち健康情報を取り扱うに当たっての留意事項について（通知）　平成29年5月29日付基発0529第3号　厚生労働省
職場における心の健康づくり　厚生労働省　独立行政法人労働者健康福祉機構
http://www.mhlw.go.jp/new-info/kobetu/roudou/gyousei/anzen/dl/101004-3.pdf（2017年10月25日アクセス）

9 精神保健福祉士と公認心理師の資格と仕事

009 key words

・精神保健福祉士　・EAP　・公認心理師

Q 精神保健福祉士および最近耳にする公認心理師の資格と役割について教えてください。

A **<精神保健福祉士とは>**

精神保健福祉士（Psychiatric Social Worker）は，精神保健福祉士法で定められた社会福祉業務に携わる国家資格で，PSWと略称されています。相談援助，生活支援，訓練，社会参加支援，環境調整などを行う専門職です。

精神保健福祉士となるには，保健福祉その他の必要な科目を大学または養成校で履修，卒業し，国家試験に合格した後，精神保健福祉士登録簿に登録をすることでその名称を使用できるようになります。

精神保健福祉士の多くは，精神保健福祉センター，保健所，精神障害者福祉施設，精神科病院・クリニックなどで働いていますが，職場のメンタルヘルス問題などに対応するため，休職者の職場復帰支援（リワーク，Ⅳ－8（065）参照）やEAP（Ⅲ－9（040）参照）でも活躍しています。

<公認心理師とは>

公認心理師とは，公認心理師法で定められた日本で初めての心理職国家資格で，2018年（平成30年）に第1回目の国家試験が実施される予定です。公認心理師は，心理状態の観察，分析，相談や助言，こころの健康に関する教育や情報提供を行う専門職です。

公認心理師法は，2015年（平成27年）9月16日に公布され，2017年（平成29年）9月15日に施行されました。

公認心理師となるには，心理学その他の必要な科目を大学および大学院で履修，修了し，国家試験に合格した後，公認心理師登録簿に登録をすることでその名称を使用できるようになります。なお，公認心理師の受験資格は，大学を卒業した後，文部科学省令・厚生労働省令で定められた施設において，2年間の実務経験を積んだ人にも与えられることとなっています。また，すでに心理職として５年間以上業務を行っている人は，特例として30時間程度の講習会を受講することで，受験資格を得ることができるとされています。特例を認める期間は公認心理師法の施行日から５年間です。受験資格等については，発表された詳細を必ずご確認ください。

公認心理師は，医療・保健，教育，福祉，司法・矯正，労働・産業など，活動領域が幅広いため，文部科学省と厚生労働省の共管となります。

また公認心理師は，心理職の民間資格である臨床心理士や産業カウンセラーに代わるものではなく，双方が共存していくものと考えられます。

（2017年10月時点の情報です）

＜職場のメンタルヘルスに関する役割＞

精神保健福祉士と公認心理師では，根拠法は異なるものの，働く人への支援を行う上では，類似の役割を果たすこととなります。支援を必要とする人の相談を受ける，カウンセリングを実施することはもちろんですが，産業医，人事・労務担当者，上司との連携やコンサルテーションを実施することも必要となるでしょう。休職・復職における支援では，家族や主治医との連携を取ることも必要となります。また，働く人のこころの健康に関する教育・研修を実施することも期待されています。

精神保健福祉士も公認心理師にも当然守るべき守秘義務や行動規範があります。企業や団体に雇用されている場合には，企業や団体とクライアントとの間で倫理的なジレンマを感じることも考えられます。人事・労務担当者や管理職との連携は積極的に行う必要はあるものの，中立的な立場で相談に応じることが非常に重要となります。

労働安全衛生法の改正により法制化されたストレスチェック制度（Ⅰ－1（001），Ⅲ－5（036）参照）においては，精神保健福祉士，公認心理師ともに心理職として，受検者への相談対応や集団分析結果に基づく職場の環境改善活動（Ⅲ－7（038）参照）に寄与することが期待されています。なお，精神保健福祉士は研修等を受講すれば，ストレスチェックの実施者にもなることができます。公認心理師は，今後の法令改正により実施者を担うことができるようになる可能性もあると考えられます。

（湯佐真由美）

10 高齢・障害・求職者雇用支援機構と地域障害者職業センターの機能と活用法

010 key words

・高齢・障害・求職者雇用支援機構　・地域障害者職業センター
・ジョブコーチ　・リワーク

Q 高齢・障害・求職者雇用支援機構と地域障害者職業センターの機能と，職場関係者の活用方法について教えてください。

A 高齢・障害・求職者雇用支援機構（以下，本機構）は，厚生労働省が所管する独立行政法人で，高齢者の雇用の確保，障害者の職業的自立の推進，求職者その他労働者の職業能力の開発及び向上のために，高齢者，障害者，求職者，事業主等に対して総合的な支援を行っています。

地域障害者職業センター（以下，地域センター）は，「障害者の雇用の促進等に関する法律」（略称「障害者雇用促進法」）に基づき，本機構が設置・運営している施設で，身体・知的・精神の障害がある求職者およびメンタル不調による休職者に対し，職業相談，職業評価，就職・復職支援および職場適応支援等の職業リハビリテーションサービスを提供しています。地域センターは，各都道府県に1カ所，さらに北海道，東京都，愛知県，大阪府，福岡県には支所が設置されています。

<障害者に対する支援サービス>

①職業評価・職業指導：適切な職業選択や円滑な就職活動が行えるように，本人の就職の希望等を把握した上で，職業能力等を評価し，必要な相談・指導を行います。そして，就職後の職場適応に必要な支援内容・方法等を含む個々人の状況に応じた「職業リハビリテーション計画」を策定します。

②職業準備支援：就職または職場適応に必要な職業上の課題の把握とその改善を図るための支援，職業に関する知識の習得のための支援，社会生活技能等の向上を図るための支援を行います。一人ひとりの状況に応じ，「模擬的就労場面での作業支援」「職業準備講習カリキュラム」「自立支援カリキュラム（精神障害者対象）」「就労支援カリキュラム（発達障害者対象）」を組み合わ

せた個別カリキュラムを作成し，支援します。支援終了後は，ハローワークによる職業紹介，ジョブコーチによる支援等につなげていきます。
③知的障害者判定・重度知的障害者判定：障害者雇用率制度等の雇用対策の対象となる知的障害者に該当するかどうか，またその障害の程度が重度であるかどうかに関する判定業務を行います。

＜障害者および事業主に対する支援サービス＞

①ジョブコーチ（職場適応援助者）支援：職場や仕事に適応するまで専任の指導者が必要とされるなど，特にコミュニケーションが不得手な知的障害者や精神障害者を対象に，地域センターのジョブコーチが直接事業所に出向き，職場への適応や定着を円滑にする支援を行います。ジョブコーチは当事者への支援だけでなく，職場の担当者や家族等に対しても必要な支援および助言を行います。支援期間は２～４ヶ月間が標準的な期間になります。
②休職者に対する職場復帰支援（リワーク支援）：うつ病などのメンタル不調により休職中で復職を希望している人，そうした社員の復職を考える事業所を対象に，医師の助言を得ながら職場復帰の支援を行います。

リワーク支援では，地域センターの通所により「生活リズムの構築」「体調や気分の自己管理」「基礎体力・集中力・持続力等の向上」「ストレス対処法の習得」「キャリアの振り返り」などのプログラムを受講し，復職準備性の向上をはかっていきます。プログラムの受講期間は体験参加も入れると３～４カ月が標準的な期間になります（Ⅳ－8（065）参照）。

＜職場関係者の活用について＞

地域センターの支援は無償で利用できます。以上に紹介した支援サービス以外にも，「障害者にどんな業務をしてもらうのがよいか」といった職域開拓に関する相談，「経営陣に障害者雇用の理解を得るためにはどうしたらよいか」といった社内の障害理解の促進や啓発に関わる相談など，障害者雇用や復職支援に関わるさまざまな相談に応じます。この他にも障害者雇用のモデル事例集や各障害特性の理解や対応方法を深めるマニュアルなどもWeb上で提供しているので有効活用するとよいでしょう。　（中田貴晃）

独立行政法人高齢・障害・求職者雇用支援機構　http://www.jeed.or.jp/

11 産業保健総合支援センターの機能と活用方法

011 key words

・産業保健総合支援センター　・地域産業保健センター　・労働者健康安全機構

Q 産業保健総合支援センター（地域窓口：地域産業保健センターを含む）の機能と，職場関係者の活用方法について教えてください。

A メンタルヘルス対策や治療就労両立支援等の産業保健活動を活性化する上で，産業保健スタッフ等に対する支援を目的に設置されているものが産業保健総合支援センターです。同センターは，独立行政法人労働者健康安全機構によって都道府県単位で設置されており（全国47か所，巻末資料参照），主に次の業務を行っています。

①窓口相談・実施相談：産業保健に関するさまざまな問題について，専門スタッフが実地または，センターの窓口（予約），電話，電子メール等で相談に応じ，解決方法を助言しています。

②研修：産業保健関係者を対象として，産業保健に関する専門的かつ実践的な研修を実施しています。また，他の団体が実施する研修について，講師の紹介等の支援を行っています。

③情報の提供：メールマガジン，ホームページ等による情報提供を行っています。また，産業保健に関する図書・教材の閲覧等を行っています。

④広報・啓発：事業主，労務管理担当者等を対象として，職場の健康問題に関するセミナーを実施しています。

⑤調査研究：地域の産業保健活動に役立つ調査研究を実施し，成果を公表・活用しています。

⑥地域窓口（地域産業保健センター）の運営：労働者数50人未満の小規模事業者やそこで働く方を対象として，労働安全衛生法で定められた保健指導などの以下の産業保健サービスを提供しています。

専門スタッフとして産業医，精神科医，公衆衛生関係者，労働衛生コンサルタント，労働衛生関係法令の専門家，カウンセラーなどが産業保健相談員を務めています。全般的に，労働安全衛生法など労働法規に関する相談とメンタルヘルスに関する相談，とくにストレスチェック制度（Ⅰ－1(001)参照）に関する内容が多い傾向にあります。いずれの業務・対応も無料で実施されています。メンタルヘルスに関する相談には，精神科医，心療内科医，臨床心理士，産業カウンセラー等が対応しています。ただし，医療機関ではないため投薬など医療行為は行われません。また，労働者自身からの個別相談への対応ではなく，メンタルヘルスに問題を抱える労働者への対応や事業場内のメンタルヘルス活動の推進などに関する職場関係者，産業看護職，産業医からの相談に対応しています。

平成29年度から，治療と職業生活の両立支援のために，保健師，社会保険労務士などの資格を持った「両立支援促進員」が，がんなどの疾病に罹患した労働者が治療を受けながら働き続けられるよう，事業場における両立支援に関する次のような支援を行っています。

- 事業者や産業保健スタッフ，がんなどに罹患した労働者からの相談対応
- 患者（労働者）と事業場との個別調整支援
- 事業者等に対する啓発セミナー
- 両立支援を行うための職場環境の整備等にかかるアドバイスや教育を行うための事業場への個別訪問支援
- 情報提供等

（小山文彦）

独立行政法人労働者健康安全機構　https://www.johas.go.jp/（2017年７月３日アクセス）
小山文彦（2017）．機構が取組む両立支援コーディネーター研修の概要　産業保健21，*88*，25　https://www.johas.go.jp/Portals/0/data0/sanpo/sanpo21/sarchpdf/88_ryouritusien.pdf（2017年７月３日アクセス）

12 労災病院・治療就労両立支援センターの活動

012 key words
・労災病院　・治療就労両立支援センター・両立支援部

Q 労災病院における，治療と仕事の両立支援やメンタルヘルス・予防医療への取り組みや，その内容について教えてください。

A 独立行政法人労働者健康安全機構が運営する全国31施設の労災病院（巻末資料参照）では，平成26年度から，従来の「勤労者予防医療センター・部」が「治療就労両立支援センター・部」に改編されました。このうち，北海道中央・東北・東京・関東・中部・大阪・関西・中国・九州の９病院には「センター」が，他では「部」が設置されています。

これまでの勤労者予防医療センター・部においては，労災疾病や作業関連疾患の予防，増悪防止のための研修や実地相談・指導等を行ってきましたが，新センターにおいてはモデル事業として，より実効的な予防医療の研究開発（過労死，脳・心疾患，働く女性の健康障害，メンタルヘルス等）と疾病による休業からの職場復帰や治療と就労の両立への支援と調査研究等（がん，糖尿病，脳卒中，メンタルヘルス不調）に取り組んでいます。特に，両立支援モデル事業の成果として，各疾患別に「両立支援マニュアル」が作成され，公開されています。

患者さん・ご家族が治療と職業生活の両立を図る上で，多くの場合，医療と職域間の連携が必要ですが，実際の治療現場（医療機関）では，職域との連携や協議に注力できるほどの自由度が乏しいといった理由から十分な連携が機能しておらず，職場においても積極的な支援がなされていないというのが実情です。その両立を支援するためには，患者さん・ご家族と医師・MSW（Medical Social Worker：医療ソーシャルワーカー）などの医療側と産業医・衛生管理者・人事労務管理者などの企業側の三者間の情報共有のためのコーディネーターの存在が必要となります。

そのため，筆者らは，医療と職域間の連携機能の円滑化と治療就労両立支援の促進を目的として，「両立支援コーディネーター」の養成研修を立案，計画し，平成27年度から，労災病院グループ内において「両立支援コーディネーター研修」を開催しました（基礎研修・応用研修）。同時期に，政府の「働き方改革」実行計画の中でも，病気の治療と職業生活の両立支援は重要視され，医療機関と職域との間に介在する両立支援コーディネーターの養成・配置が求められることになり，労働者健康安全機構による「両立支援コーディネーター基礎研修」では，平成29年度から受講対象を一般に公開し，開催しています。

また，労災病院では，モデル医療やモデル予防法の研究・開発，普及に取り組んできましたが（労災疾病等研究），平成28年度から労働安全衛生総合研究所と法人として統合となり，過労死等関連疾患，アスベスト，メンタルヘルス，脊髄損傷，産業中毒などの分野において重点的に研究にも取り組んでいます。（小山文彦）

事業場における治療と職業生活の両立支援のためのガイドライン　厚生労働省
http://www.mhlw.go.jp/file/04-Houdouhappyou-11201250-Roudoukijunkyoku-Roudoujoukenseisakuka/0000113625_1.pdf（2017年10月25日アクセス）
小山文彦・加島佐知子・亀田美織・宮本直美・石川 洋・星野志保（2017）．労働者健康安全機構『復職（両立支援）コーディネーター基礎研修』の課題と意義　日本職業・災害医学会会誌，65，102-106.
小山文彦（2017）．機構が取組む両立支援コーディネーター研修の概要　産業保健21，88，24-25．https://www.johas.go.jp/Portals/0/data0/sanpo/sanpo21/sarchpdf/88_ryouritusien.pdf（2017年７月１日アクセス）

13 キャリアコンサルタントの資格と仕事

013 key words

・キャリア　・キャリアコンサルタント　・セルフ・キャリアドック

Q 国家資格になったキャリアコンサルタントとはどんなもので，それをどのように活用していけばいいでしょうか。

A 「キャリア」とは「人が生涯に行う労働と余暇の全体，ライフスタイル」であり，木村（2010）は「個人の人生の中で内的にも外的にも，何らかの意味で発達的な要素を含む仕事（職業的）移動であり，個人の生涯にわたって継続する，個人にふさわしい人間的成長や自己実現であることが含意されている」としています。

「キャリアコンサルティング」とは，労働者の職業の選択，職業生活設計又は職業能力の開発及び向上に関する相談に応じ，助言及び指導を行うこと（職業能力開発促進法第２条第５項）であり，どちらかといえば「職業指導」や「キャリアガイダンス」に近い内容です。キャリアコンサルティングを通じて，自己理解を深め，社会や企業内にある仕事について理解することで，自身に合った仕事を主体的に選択できるようになることが期待できます。

<キャリアコンサルタントの資格>

2016年に名称独占の国家資格「キャリアコンサルタント」が新設されたことにより，下図のようにまとめられます（参考文献 HP を参照）。厚生労働省では2024年度末までに現在の２倍の10万人を目指す計画です。

図　キャリアコンサルタント資格の体系

国家技能検定	キャリア・コンサルティング技能士	１級	指導レベル
		２級	熟練レベル
国家資格	キャリアコンサルタント	標準レベル	

<キャリアコンサルタントの活躍>

キャリアコンサルタントが活躍する場としては，現在，小学校以上の学校での進路指導・キャリア教育とハローワーク等（民間も含む）の就労支援機関における就職・転職相談などが中心で，企業内の人事・教育担当部門等のキャリア支援におけるキャリアコンサルタントの活躍は今後の充実が期待されるところです。

今後，働き方の多様化，二極化，高齢化（生涯現役）などの傾向が進む中で若年層の就労支援，中年層のキャリア見直し，シニア層のセカンドキャリア支援等，生涯を通じたキャリア形成，自身の納得のいく仕事と人生を切り拓くことが求められ，活躍の場は大きく広がっていくと思われます。

＜セルフ・キャリアドック＞

中小企業対象で人材開発支援助成金の支給対象となるものに「セルフ・キャリアドック」制度（キャリア形成支援制度導入コース）があります。この制度は，従業員に自分のキャリアの定期検診を受ける機会を整備して，キャリア形成の課題やキャリアプランの作成，修正をキャリアコンサルタントが支援するものです。これにより個人と組織のキャリア形成のニーズのすり合わせを行い，社内でのキャリアパスを明確にし，さらに成果，評価制度における目標設定にキャリアプランを組み込むことにより，個人のモチベーションも上がり，組織としての生産性も上がるなどのメリットが期待されます。

＜今後の課題＞

働く人が職業生活において抱える悩みを大別すると以下の２つがあります。

①キャリア関連：自己の適性を踏まえたキャリアの形成，求職・転職，ワーク・ライフ・バランス，雇用形態のチェンジ（正規・非正規雇用）等。

②メンタル関連：職場のストレス（業務，人間関係，ハラスメント等）によるメンタル不調等。

しかし，この２つははっきりと分けることが難しく，現実には多くの人と組織が，その重なり合う問題（復職支援等）で悩んでいます。国家資格はキャリアコンサルタント（キャリア）と公認心理師（心理職）に分かれましたが，職場においても問題解決にむけたキャリアとメンタルの支援者の連携がカギになってくるでしょう。

（廣川　進）

木村 周（2010）．キャリア・コンサルティング 理論と実際　雇用問題研究会

キャリアコンサルティング技能士会　https://www.cc-ginoushikai.org/（2017年10月25日アクセス）

人材開発支援助成金（旧キャリア形成促進助成金）　厚生労働省　http://www.mhlw.go.jp/stf/seisakunitsuite/bunya/koyou_roudou/koyou/kyufukin/d01-1.html（2017年10月25日アクセス）

14 精神科外来の公費負担制度

014 key words

・精神科外来　・障害者自立支援法　・自立支援医療

Q 精神科外来に通院する際に，公費負担制度があると聞きました。どんな制度で，どうやって手続きをすればよいのでしょうか。

A 精神科外来に通院する際に利用できる公費負担制度は，自立支援医療（精神通院医療）といいます。通院による精神医療を続ける必要がある方の通院医療費の負担を軽減するため，「障害者の日常生活及び社会生活を総合的に支援するための法律（障害者総合支援法）」に基づく公費負担医療制度を指しています。本制度は，精神通院医療だけではなく，更生医療，育成医療も公費負担医療制度の対象となります。

＜公費負担の対象となる医療の範囲＞

精神障害の治療のため，精神科の外来受診，薬代，デイケア，訪問看護などが対象となります。長期にわたって治療を続ける必要のある方は，経済的な負担を軽減できるため，本制度の活用を検討されるとよいでしょう。

＜自己負担＞

通常，医療保険では医療費の３割が自己負担となりますが，自立支援医療費制度を併用した場合，原則１割に自己負担が軽減されます。利用者ご本人の収入や世帯の所得や疾患等に応じて，月額自己負担上限額が設定されています（表参照）。ご本人が対象となるか，負担割合などを必ずご確認下さい。

＜自立支援医療費を受給するための手続き＞

申請はお住まいの市区町村の担当窓口で行ってください。申請に必要な書類が複数ありますので，以下に示しました。

①自立支援医療費（精神通院）支給認定申請書
　申請を行う窓口にあります。

②自立支援医療診断書（精神通院）
　窓口にあります。主治医に記載をしてもらいます。

③世帯（保険単位）が確認できる書類

④世帯所得が確認できる書類

表　基本的な所得区分と負担上限月額

所得区分	所得の条件	負担上限額
生活保護	生活保護世帯	0円
低所得1	本人収入が80万円以下	2,500円
低所得2	本人収入が80万円以上	5,000円
中間所得層1	市町村民税額が3万3千円未満	重度かつ継続に該当する方 5,000円 重度かつ継続に該当しない方 医療費の1割
中間所得層2	市町村民税額が3万3千円以上，23万5千円未満	重度かつ継続に該当する方 10,000円 重度かつ継続に該当しない方 医療費の1割
一定所得以上	市町村民税額が23万5千円以上	重度かつ継続に該当する方 20,000円 重度かつ継続に該当しない方 本制度の対象外となります

⑤マイナンバーカード（個人番号カード）

お住まいの市区町村によっては，必要な書類が異なる場合もありますので，詳細は担当窓口や地域の精神保健福祉センターにお問い合わせください。

申請が認められると，「自立支援医療受給者証（以下，受給者証）」が交付されます。また，負担の上限額が設定された方には「自己負担上限額管理票（以下，上限額管理票）」も同時に受け取ります。上限額管理票とは，自立支援医療費制度上，「低所得1」「低所得2」に該当する方に交付されるもので，月ごとにかかる自己負担額が上限額を超えた場合，超えた金額が免除となります。有効期間は1年です。継続，更新の手続きは毎年行ってください。

自立支援医療費制度が適用される医療機関・薬局等は，申請書に記載された機関に限定されます。また，受診の際には，忘れずに受給者証と上限額管理票を提示するようにして下さい。

これらの情報は，2017年6月時点のものです。法律や制度が変わることもありますので必ず最新の情報を参照するようにして下さい。（湯佐真由美）

厚生労働省　自立支援医療　http://www.mhlw.go.jp/stf/seisakunitsuite/bunya/hukushi_kaigo/shougaishahukushi/jiritsu/index.html

みんなのメンタルヘルス総合サイト　自立支援医療（精神通院医療）について
http://www.mhlw.go.jp/kokoro/support/3_05_01med.html

15 ハラスメント防止に関する法律と職場

015 key words

・セクハラ　・パワハラ　・マタハラ

Q セクハラ，パワハラ，マタハラなど，さまざまなハラスメント防止に関する法律があるようですが，関連法規など職場で知っておくべきことについて教えてください。

A **<セクシュアルハラスメント>**

職場におけるセクシュアルハラスメントには，２つの類型があります。職場において行われる従業員の意に反する性的な言動に対する従業員の対応により，当該従業員が解雇，降格，減給等の不利益を受けるもの（対価型セクシュアルハラスメント）と，職場において行われる従業員の意に反する性的な言動により従業員の就業環境が不快なものとなるもの（環境型セクシュアルハラスメント）です。

日本では，平成９年の男女雇用機会均等法（以下，均等法）の改正で，事業主に対してセクシュアルハラスメント防止のための配慮義務の定めが設けられ，配慮義務の内容についての指針が設けられてその概念が確立しました。

その後，平成18年の均等法の改正により，法規制が強化されることとなり，事業主に対してセクシュアルハラスメント防止のための措置義務が課され，行政指導に従わない事業主については企業名を公表することが可能となりました（雇均30）。措置義務の具体的な内容として，指針が定められ，同指針では，①「職場におけるセクシュアルハラスメントの内容及び職場におけるセクシュアルハラスメントがあってはならないという事業主の方針を明確化し，従業員に周知・啓発すること」，②「相談（苦情を含みます）対応のための窓口をあらかじめ定める等，相談体制を整備すること」，③「セクシュアルハラスメント事案発生後の迅速かつ適切な対応」，④「相談者・行為者等のプライバシーを保護するために必要な措置を講ずること，相談をしたことや事実関係の確認に協力したこと等を理由として不利益な取り扱いを行ってはならない旨を定め，従業員に周知・啓発すること等の措置を講ずべきこと」が定められています（平成28年８月２日厚生労働省告示314号参照）。

<パワーハラスメント>

パワーハラスメントは，「同じ職場で働く者に対して，職務上の地位や人間関係などの職場内の優位性を背景に，業務の適正な範囲を超えて，精神的・身体的苦痛を与える又は職場環境を悪化させる行為をいう」と定義づけられることが一般的です（平24．9．10地発0910第５・基発0910第３，平28．4．1地発0401第５・基発0401第73など）。

職場でパワーハラスメントがなされるとケースによっては加害者が損害賠償責任を負う外，雇用主も使用者として法的責任（不法行為責任・債務不履行責任）を問われることになります。厚生労働省も，平成27年５月15日に「パワーハラスメント対策導入マニュアル」を策定し（その後，平成28年７月に第２版となっています），さらに平成28年４月１日には「職場のパワーハラスメント対策の推進について」を発出し，取り組みの強化を求めています。

<マタニティハラスメント>

マタニティハラスメントは，もともとは妊娠，出産に関する事由（雇均則２条の３参照）を理由とする女性労働者に対するハラスメントを指すのだと思われますが，近時は，これにとどまらず，育児休業，介護休業等を理由としたハラスメントも含んだ意味で議論されることが多いようです。従来から，女性労働者が妊娠，出産，産前産後の休業等をしたこと，また，労働者が育児休業の申し出をしたこと等を「理由として」「解雇その他不利益な取り扱い」をすることは禁じられてきました（均等法９条３項，育介法10条）が，平成29年１月１日から施行された改正育児・介護休業法及び改正均等法では，事業主に対して，上述の意味のいわゆるマタハラ防止のための措置義務が課されました。

措置義務の具体的な内容については，指針で定められていますが，その内容はセクシュアルハラスメントについての指針と概ね同様の内容で，①事業主の方針の明確化及びその周知・啓発，②相談（苦情を含みます）に応じ，適切に対応するために必要な体制の整備，③事後の迅速かつ適切な対応，④マタハラの原因や背景となる要因を解消するための措置等となっています。

（寺前　隆）

16 健康経営と健康経営銘柄の概要

016 key words

・健康経営　・健康経営銘柄　・アブセンティーズム　・プレゼンティーズム

Q 健康経営や健康経営銘柄とはどのようなものですか？　また健康経営を意識したメンタルヘルス活動を行う場合に何か従来の活動に追加すべきことがらはありますか？

A 健康経営の基本的な考え方は，「企業が従業員の健康に配慮することは，経営面に大きな効果が期待できるものであり，健康管理を経営的視点から考え，戦略的に実践することが健康経営である。」と示されています（「健康経営」推進ガイドブックより）。また，健康経営への取り組みは，労働生産性や企業イメージの改善などを通じた業績の向上とともに，優秀な人材の確保につながる可能性があると注目されています。健康経営を進める際には，「経営トップの認識」が重要であり，経営者が「労働者の健康は経営に直結する重要な課題である」と社内に発信し，具体的な取り組みにつなげていくと実効性が高まります。さらに，健康経営においては従来の産業保健活動に用いられてきた指標に加えて，アブセンティーズム（欠勤や遅刻・早退などで仕事ができない状態），プレゼンティーズム（出勤はしているが健康上の問題でパフォーマンスがあがらない状態）などの指標を評価に用いることや，さまざまな指標を用いてPDCAサイクルを回していくことが大きな特徴です。

健康経営を後押しする取り組みに「健康経営銘柄」があり，2014年度から経済産業省と東京証券取引所は共同で「一業種一銘柄」の選定を開始しています。こうした企業では，従業員の活力向上や生産性の向上等の組織の活性化をもたらすことで中長期的な業績・企業価値の向上を実現し，投資家からの理解と評価を得ることで株価の向上にもつながることが期待されています。さらに2016年度から，「健康経営優良法人」の認定が開始されました。大規模法人部門（ホワイト500），中小規模法人部門に分けて認定され，上場企業だけでなく医療法人なども対象となり，また健康経営銘柄を取得できない各業種の第二位の良好企業なども認定が得られることとなり，健康経営の取り組みが広がっていく可能性が考えられます。

以上のように注目を集め始めている健康経営を関連付けてメンタルヘルス活動を行いたいと考える企業も増えると予想されます。しかし，健康経営を意識してメンタルヘルス活動を行う場合にも基本的な活動は従来と変わらず，厚生労働省「労働者の心の健康の保持増進のための指針」に示される“4つのケア”，特に“セルフケア”，“ラインによるケア”を中心に着実に取り組んでいくことが重要です（Ⅰ－4(004)参照）。またメンタルヘルス不調で休業に至った労働者に対しては，厚生労働省「心の健康問題により休業した労働者の職場復帰支援の手引き」の5つのステップによる職場復帰支援を参考に取り組みます（Ⅰ－5(005)参照）。

健康経営が労働生産性にも目を広げた取り組みであることを考慮すると，ストレスチェックの集団的な分析結果を用いた職場環境改善にも積極的に取り組むことが推奨されます（Ⅲ－7(038)参照）。職場環境改善の手法として，管理監督者主導の取り組み，労働者全員参加型の取り組みなどの実績が報告されています。またストレスチェックから作成されるストレス判定図だけでは取り組みづらい場合は，「職場環境改善のヒント集」，「メンタルヘルス改善意識調査票（MIRROR）」などのツールを利用すると，取り組みが容易になる可能性があります。

なお，健康経営に取り組む際に注意すべき点として，「ホワイト500」の言葉などから健康経営優良法人に認定されればすなわち「ホワイト企業」との誤解をもつ関係者（経営者など）があり得ることを指摘しておきます。健康経営を意識したメンタルヘルス活動に着手する場合は，健康経営活動はさらに働きやすい会社となるための第一歩と位置づけ，働き方改革なども含め経営層と連携した幅広い取り組みにつなげていく意識をもつ必要があります。

（森口次郎）

岡田邦夫（2015）．「健康経営」推進ガイドブック　経団連出版
森 晃爾（2016）．企業・健保担当者必携!! 成果が上がる健康経営の進め方　労働調査会
吉川 徹・小木和孝（2015）．メンタルヘルスに役立つ職場ドック　労働科学研究所
公開できるツール／データベース　メンタルヘルス改善意識調査票（MIRROR）　産業医科大学　http://www.uoeh-u.ac.jp/medical/support/database/024.html（2017年10月25日アクセス）

コラム　こころの耳

「働く人のメンタルヘルス・ポータルサイト『こころの耳』」は，厚生労働省の委託事業として，2009年10月に開設されました。

特徴１：４つのカテゴリー別の情報提供

「こころの耳」では「利用者視点」を第一に考えており，利用者にとって必要な情報を蓄え，そこに速やかにたどりつけることを念頭において，サイトが構成されています。利用者のカテゴリーを【働く方へ】，【ご家族の方へ】，【事業者，上司・同僚の方へ】，【支援する方へ】に分類し，色分けしてわかりやすくまとめています。

特徴２：働く人のメンタルヘルスに関する最新行政情報の集約

「メンタル情報“Now”」や，「改正労働安全衛生法のポイント」などにて，厚生労働者などから公表されたメンタルヘルスに関する最新情報や，ストレスチェック制度関連の追加情報をまとめて，一早く掲載しています。

特徴３：「現場で使える」豊富なコンテンツ

「５分でできる職場のストレスセルフチェック」は，最も利用者数が多いです。「職業性ストレス簡易調査票（57問）」に基づいており，日頃から自身のストレス状況を知るセルフチェックとしての利用を期待しています。

「Ｅラーニング＆クイズ」は４つのケアに沿った「セルフケア」，「ラインによるケア」や「職場復帰支援」など全５種類あります。15分間で学ぶにあたって最低限の情報のみを選別・構成しています。

このように，利用者が職場で実際に使えるツールも多数掲載しています。

特徴４：メール相談・電話相談による個別事案に対する情報提供

個別事案に直接対応するため，2011年から「働く人の『こころの耳メール相談』」を，2016年から「働く人の『こころの耳電話相談』」を開設いたしました。産業カウンセラー等による相談員が不安・悩み等メンタルヘルスに関する相談に対応しています。

（石見忠士）

こころの耳
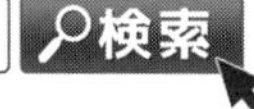

II

教育・研修関係

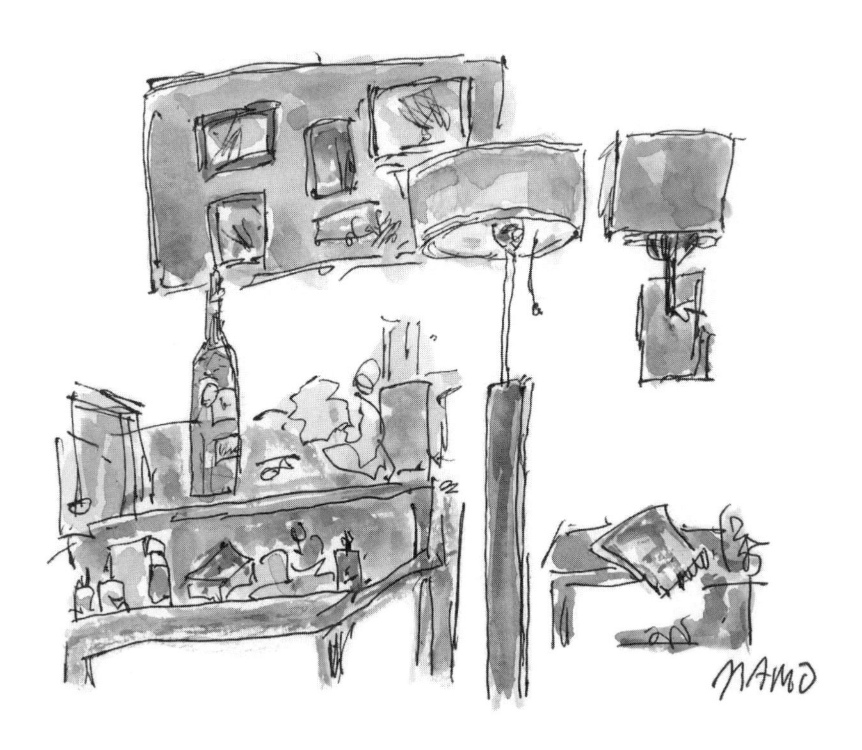

1 新人研修の実施方法

017 key words

・ストレス対処法　・リアリティショック　・新人研修
・産業保健総合支援センター　・日本産業カウンセラー協会

Q わが社ではメンタルヘルスについて新人研修を実施したいと考えていますが，カリキュラムの内容や研修講師の見つけ方についてアドバイスをお願いします。

A 新入社員は新しい職場環境に移行している人，つまり変化の真っ只中にいる人たちで，非常にストレスのかかる状態にあります。そんなときにストレス対処法など，ストレスとメンタルヘルスの維持に関する基本的な研修を新人研修の中に取り入れておくことは意味のあることです。

新卒者は，入社後，「リアリティショック」を経験します。「リアリティショック」とは，学生時代は，社会人になったら自分のスキルを磨いて会社に貢献し，社会の役に立つようになるなどの抱負を抱いて入社するのですが，実際会社に入ると，人間関係の汚い面が感じられたり，マンネリ化した仕事をしているように見える上の人を見たりして，会社というところに幻滅することを指します。このリアリティショックを自ら受け止めて乗り越えさせるために，ストレス対処法や言いたいことを上手に伝えるアサーションスキルなどを盛り込んだ研修を実施することをお勧めします。

＜ストレス対処法の新人研修のプログラム例＞

(1) ストレスについて：適度のストレスは私たちに目標とやる気を与えます。しかし，ストレスが度を越した場合，やる気がなくなりますので，それを軽減する方法が必要になってきます。また，良いストレスと悪いストレスの見分け方や，嫌な出来事に対して自分の発想を転換することで気分を切り替える方法を学びます。

(2) ライフサイクルとストレスについて：人生の時期によって，ストレスの種類も変わります。思春期では親子関係（自立と依存の葛藤），友人関係，教師との関係，受験勉強，恋愛など，青年期では，就職，結婚，社会人としてのひとり立ち，などがあげられます。ここでは新入社員に自分のライフサイクル上のストレスを確認してもらいます。

⑶　ストレッサーとストレス反応について：ストレッーサーとはストレスの要因となる，社会的，心理的，身体的変化のことです。ストレッサーを放置するとストレス反応が出ることがあります。ストレス反応は病気になる手前の症状で，頭痛，肩こりなどの身体的症状として出る場合，気分の落ち込み，集中力の低下など心理的症状として出る場合，人に会う気がしない，あるいは逆に人に当たり散らすなどの行動的症状として出る場合があります。ここでは新入社員に自分のストレス反応のパターンを分析してもらいます。

⑷　ストレスに強い人，弱い人について：頭の切り替えが苦手，何事もネガティブに考えるなど，ストレスに弱いタイプと，生活にメリハリがある，気分転換がうまい，物事のポジティブな側面を見るなど，ストレスに強いタイプがいます。ここでは新入社員に自分のパターンを見つけてもらいます。

⑸　ストレス対処法①：ものの見方，考え方を柔軟にする方法として，認知療法の基礎を学びます。長い会社生活の中では，仕事に対してやる気をなくすような出来事がでてきます。たとえば，上司にしかられた場合に，「もう自分はだめだ」と思う人と「上司は自分に期待をしているからしかるのかも」と思う人では，気分ややる気が違います。このようにある出来事に対する頭の中での解釈の仕方をポジティブにする方法を学びます（Ⅴ－3（076）参照）。

⑹　ストレス対処法②：会社生活の基本である報告，連絡，相談の具体的な方法，同僚へのコミュニケーションの上手な方法を学びます。

＜新人研修の講師の見つけ方＞

直接契約，研修会社との契約，EAP 機関からの紹介，産業保健総合支援センター，日本産業カウンセラー協会からの派遣などが考えられます。

よい講師の見つけ方としては，成人研修は座学だけでは不十分で，「聞く」「見る」「行う」のワークショップが含まれているかがポイントです。講義をまず「聞く」，そのあと講師が実演またはビデオなどで教えたスキルの見本を「見せる」，最後に参加者はロールプレイを通して学んだスキルを「行う」，というのが研修内容の目安と講師選択の基準と考えられます。　（市川佳居）

一般社団法人　日本産業カウンセラー協会　http://www.counselor.or.jp/

2 管理職研修の実施方法

018 key words

・メンタルヘルス指針　・管理監督者　・傾聴

Q わが社ではメンタルヘルスについて管理職研修を実施したいと考えていますが，カリキュラムの内容や研修講師の見つけ方についてアドバイスをお願いします。

A 管理職へのメンタルヘルスケア研修は，2006年３月に厚生労働省から発表された「労働者の心の健康の保持増進のための指針」の中に記されている，管理監督者が行うラインによるケア（Ⅰ－４(004)参照）の理解と習得を目標とすることが重要です。

<管理監督者へのメンタルヘルス研修カリキュラムの例>

⑴　ストレスおよびメンタルヘルスケアに関する基礎知識：ストレスとはなにか，ストレッサーやストレス反応などのストレスの基礎を学ぶとともに，働く人のストレスの特徴，仕事の量や質のプレッシャー，職場の人間関係のストレス，またストレスを和らげるための上司としてのサポートについて学びます。また，メンタルヘルス疾患で傷病休職をする労働者の比率が高くなっている現状を理解し，自殺に至った場合に使用者側の安全配慮義務不履行を問われた判例（Ⅵ－３(098)参照）などから，メンタルヘルス疾患にかかった社員への正しい対応について学びます。

⑵　管理監督者の役割および心の健康問題に対する正しい態度について。

⑶　職場環境等の評価および改善の方法：ストレスチェック法において厚生労働省が推奨している設問から統計処理すると，職場の健康リスクが算出されますが，仕事のストレス判定図などを参考に職場環境等の評価方法を学びます。

⑷　相談の受け方（話の聴き方，情報提供および助言の方法）：部下のメンタルヘルス管理は，まずは普段から部下の状態を把握しておき，部下が困ったとき，相談しやすい雰囲気を作ることが大事です。そのひとつとして「傾聴」の方法を学んで実践できるようにします。また，部下から助言を求められたときに，産業医や専門医などを勧める方法を学びます。

⑸　心の健康問題をもつ復職者への支援の方法：職場復帰の実務の流れと，管理監督者の役割について学びます。メンタルヘルス不全の場合の復職判定はケースごとに異なるので，産業医の役割と職場復帰例について学びます。

⑹　事業場内産業保健スタッフ等および事業場外資源との連携の方法：職場内の産業医，保健師，看護師，衛生管理者などの役割，管理職との連携方法について学びます。また，会社がEAP機関，医療機関と契約をしている場合は，これらの機関の役割，サービス内容と管理職との連携方法を学びます。

⑺　セルフケアの方法：管理職が高ストレスの場合，部下にその影響が及ぶことがあります。まずは管理職が自らストレス管理をすることを学びます。

⑻　事業場内の相談先および事業場外資源に関する情報や，メンタルヘルスケアに関する事業場の方針について学びます。

⑼　労働者のプライバシーへの配慮：労働者のメンタルヘルス情報は個人情報の観点からその取り扱いには十分配慮が必要です。2017年５月30日に全面施行された，改正個人情報保護法など，労働者のプライバシーに関する法律や指針について学びます。上司が部下から得た情報は社内の産業保健スタッフに伝えていいのか，本人の同意は必要か，などの具体的な対応方法をここでは学びます。

⑽　よい研修の見分け方：成人研修は座学だけでは不十分です。「聞く」「見る」「行う」が入っているかがポイントです。部下の変調に早めに気づくためにも，部下が話しやすい，相談しやすい上司となるための傾聴訓練をする必要があります。特に，いつもと違う部下の様子の把握と対応については，ビデオやロールプレイを用いて，部下への対応の仕方を練習しておくといいでしょう。

＜管理職研修の講師の見つけ方＞

各都道府県の産業保健総合支援センター（巻末資料参照）や日本産業カウンセラー協会等に問い合わせると，情報が得られます。また，EAP会社に問い合わせてみるのもいいでしょう。

（市川佳居）

3 産業看護職のスキルアップ

019 key words

・産業看護職　・日本産業精神保健学会　・日本産業ストレス学会
・日本産業衛生学会

Q わが社では産業看護職のメンタルヘルス支援技術向上に向けた支援をしていきたいと考えていますが，どのような研修を受講することが望ましいでしょうか？　内容や留意点についてアドバイスをお願いします。

A 産業看護職（保健師・看護師）は，「労働者の心の健康の保持増進のための指針」（2006年）で事業場内メンタルヘルス推進担当者としての役割を果たすことが推奨されており（Ⅰ－4(004)参照），2015年に導入されたストレスチェック制度（Ⅰ－1(001)参照）においてもストレスチェックの実施者に挙げられるなど，職場でのメンタルヘルス対策において重要な役割を担っています。常勤産業医のいない中規模の事業場では，常勤の産業看護職が職場のメンタルヘルス対策のしくみづくりや各種事業の企画・実施・評価の中心的な推進役割を担うことも少なくありません。

産業看護職の役割特徴として，社員に身近な立場で心身にわたる幅広い相談を受けて必要に応じて多職種につないでいくこと，また，問題が起きてからの対応だけでなく，管理監督者や社員向けのメンタルヘルス教育などの予防活動や健康的に働きやすい職場づくりに向けた職場環境改善の支援などを行うことが挙げられます。個人・集団・組織への一次～三次予防にわたる支援を連動させていくことが産業看護職の腕の見せどころといえるでしょう。

それらの役割遂行のためには，職場のメンタルヘルス対策に関する正しい知識や最新動向の習得と産業看護職としての支援技術向上が必要で，そのための育成環境を整えることが大切です。まず個人への相談対応技術の向上に関しては，支援の実践経験を重ねて，多職種が参加する事例検討会などで適切な振り返りを行うことが有用です。情報収集・アセスメントが適切であったか，その後の判断と支援方法・連携先などが適切だったかを，多角的な視点から評価し対応方法の改善に向けたヒントを実践的に学ぶことが大変効果的です。

管理監督者や社員へのメンタルヘルス研修などの集団への支援に関しても，対象集団のニーズの把握とそれに基づいた企画・実施・評価のしかたを理論的に学ぶことに加えて，実践的なトレーニングが不可欠です。できれば社内で指導的な立場の産業看護職等の助言を受けたり，活動モデルを見られることが望ましいのですが，一人職場などの場合は外部の研修受講機会の確保や経済的支援を行ったり勉強会などへの積極的な参加を促すとよいでしょう。個人・集団・組織への支援の連動性を高める技術も，自らの実践の振り返りや良好実践事例からの学びを通して徐々に身につくと考えられます。

さらなる方法としては，関連学会に入会し，最新の情報や研修会などの受講機会を得ることを支援・奨励することです。日本産業精神保健学会や日本産業ストレス学会は職場のメンタルヘルスの専門学会で，学会誌には最新情報や知識が掲載されており，学会主催の各種研修会も実施されています。また学会総会に参加することを通して専門職同士の関係性が築かれ，必要時には相談にのってもらえるなどのネットワークが形成されることが期待されます。また，メンタルヘルスには限りませんが，産業保健関連の最大の学会として日本産業衛生学会があり，メンタルヘルスを含む全般的な支援技術に役立つ専門情報の入手が可能です（巻末資料参照）。日本産業衛生学会では産業看護職のキャリアアップを支えるシステムとして産業保健看護専門家制度を設けています。

無料で多様な研修が受けられる場として，全都道府県に設置されている産業保健総合支援センターでは，メンタルヘルスやカウンセリング，保健指導の専門相談員がそれぞれの立場からさまざまな研修を行っています（I -11（011）参照）。産業看護職が支援技術に不安や課題を抱えている場合には個別の相談も受け付けています。最寄りの産業保健総合支援センターに直接尋ねるか，ホームページで研修情報を確認するとよいでしょう。

これらの社会資源を積極的に活用し，産業看護職の資質向上を支援することによって，社内のメンタルヘルス対策が充実し，社員の活力アップや生産性向上につながることが期待されます。

（錦戸典子）

4 人事・総務スタッフに勧めたい研修や資格

020 key words

・衛生管理者　・メンタルヘルス・マネジメント検定　・産業カウンセラー

Q 人事・総務スタッフがメンタルヘルス対策を推進していく上で，受けておいたほうがいい研修や持っていた方がいい資格について教えてください。

A 長時間労働への対策，テレワーク等の働き方改革等（Ⅲ-24(055)参照），働く人を取り巻く環境は日々変化しています。激しい変化の中で，従業員が健康にいきいきと働き続けるために，人事・総務スタッフには，メンタルヘルス対策の企画，実施を行うことが求められています。従業員を直接ケアする場面もあるでしょうし，産業医をはじめとする産業保健スタッフや心理職，医療機関の主治医等の専門職との情報交換や連携を行うことも必要になるでしょう。そのような幅広い業務の基礎知識を得るため，次にあげる講座や資格取得が役立つものと考えられます。これらの講座の受講や受験資格は変更になる場合もありますので，必ず主催者の最新の情報を参照してください。

<衛生管理者>

衛生管理者とは，働く人の健康障害を防止するための作業環境管理，作業管理および健康管理，労働衛生教育の実施，健康の保持増進措置などを担当する者，またはその資格をいいます。労働安全衛生法において，一定規模以上の事業場には，衛生管理者免許等，資格を有する者からの選任が義務付けられています。そのため，衛生管理者の資格は人事・総務スタッフが保持しているとよいと考えられます。

第一種衛生管理者免許を有する者は，全ての業種の事業場において衛生管理者となることができます。第二種衛生管理者免許を有する者は，有害業務と関連の少ない情報通信業，金融・保険業，卸売・小売業など一定の業種の事業場においてのみ，衛生管理者となることができます。

<メンタルヘルス・マネジメント検定>

メンタルヘルス・マネジメント検定とは，大阪商工会議所が実施する検定です。Ⅰ種・Ⅱ種・Ⅲ種の３つのコースがあり，公的資格に分類されます。

メンタルヘルス・マネジメント検定で習得を目指すのは，主に，メンタルヘルス不調や疾患の予防に向けた基礎知識や，外部の専門職との連携の際に必要となる知識であり，学歴・年齢などの制限なく誰でも受験できます。

Ⅰ種はマスターコースであり，人事戦略や方針を踏まえた上で，自社のメンタルヘルスケアに関する企画・実施ができることを目指すコースです。人事・総務スタッフで，これらの企画に関わる業務を行う場合には，非常に役立つと考えられます。

Ⅱ種はラインケアコースであり，管理職として部下への日頃の配慮，不調の際の対応など，適切なラインケアができることを目指すコースです。実際に従業員への対応を行う場合やラインケアを行う管理職を支援する場合には，これらの知識が役に立つと考えられます。

Ⅲ種はセルフケアコースです。自らのストレスの状況に気付き，日頃のセルフケアや必要なときに支援を求めることができることを目指すコースです。

＜産業カウンセラー＞

産業カウンセラーとは，一般社団法人日本産業カウンセラー協会が認定する民間資格を指します。産業カウンセラーは，心理学的手法を用いて働く人たちが抱える問題を自らの力で解決できるよう援助し，「メンタルヘルス対策への援助」「人間関係開発への援助」「キャリア開発への援助」の３つを活動領域としています。

成年に達していれば，産業カウンセリングの知識や技能を修得する目的で，産業カウンセラー養成講座を受講することができます。講座受講後，産業カウンセラーの受験資格を得ることができます。

産業カウンセラー養成講座では，メンタルヘルス対策や傾聴などの基礎的な知識や技能を網羅的に習得できるため，人事・総務スタッフの実務には有益であると考えられます。

（湯佐真由美）

5 セルフケア研修の内容と講師の見つけ方

021 key words

・セルフケア　・ストレスマネジメント　・アサーション
・ポジティブシンキング

Q わが社では，一般社員にセルフケア研修を実施したいと考えていますが，カリキュラムの内容や研修講師の見つけ方についてアドバイスをお願いします。

A セルフケア研修は，自分の健康はまず自己管理からという基本理念にのっとりストレスに対する対応スキルを身につけ，いざストレスにさらされたときに社員がセルフ（自分で）対応ができるようになることが目的です。そのための研修としては一般的に以下の３つがあげられます。

<ストレスマネジメント>

ストレスは少なければよいかというとそうでもなく，ある程度のチャレンジ，困難さは，人を大きく成長させるために重要なものです。ストレスマネジメントでは，仕事上困難な状況が継続したときに，心身ともに疲弊するのを防止するためのさまざまな方法も学びます。具体的には，まずストレスの基礎知識として，ストレスの定義，ストレッサーの種類とストレス反応のパターンを学びます。

ストレスマネジメントの具体的方法として，まずは質問票で自分のストレスのアセスメント（Ⅲコラム参照）を行い，限界点を超えないようにする工夫の方法を学びます。また，リラクセーション法，マインドフルネス（Ⅱ-15(031)参照），レジリエンス（Ⅱコラム参照），瞑想法などのストレスへの対処法を学びます。

<アサーション研修>

アサーションとは，自分と相手，お互いを大切にしながら自分の意見，考え，気持ち（感じていること）を率直に，素直に，その場にふさわしく表現することです。それができる能力を伸ばそうというのが，アサーション研修の目的です。企業では自分の意見をはっきりと述べることが不得手であると感じている方が多く，上司や同僚とうまく交渉ができないために不適応を起こす方がいます。自分の意見を押し付ける傾向の強い上司に対して，自分の意見を出すことができず，会社に行くのが怖くなったり，身体症状が出て休職をする社員もいます。場合によっては，言い返せないかわりに，後で，上司から無理難題を押し付けられたといってパワハラを訴える社員もいます。アサーションの能力はすべての社員が習得し，その価値を理解することによって，日々の仕事をスムーズに進めることができ，基本的なコミュニケーション能力が身につく，意味のある研修です。

<ポジティブシンキング研修>

日々のストレスを乗り越えるには，嫌と感じたことに対する頭の中での解釈の仕方を少し工夫することが役立つ場合があります。ポジティブシンキング研修は認知療法（V－3(076)参照）に基づき，会社においても気軽に使えるスキルにフォーカスした研修です。たとえば仕事上でミスをしてみんなの前で上司に叱られたときに「自分はだめな社員だ。なんてことをしてしまったのだ。もう出世は見込めない」などと考えると，次の日に会社に行くのも嫌になり，食べ物がのどを通らなかったり，ついには心身症になる人もいます。

ところが，同じように上司に仕事のミスを注意されても「今日は上司の虫の居所がわるかったに違いない。私がこのようなミスをしたのは今回が初めてだから，こんなことは二度とおこさない自信が自分にあるし，周りの同僚の私への信頼もこんなことで変わるわけはない」と考えた場合，普段どおり仕事に集中し，仕事のゴールにむけてもやる気がなくなることはないのではないでしょうか。社員のセルフケア研修の一環として，ポジティブシンキング研修を取り入れることをお勧めします。

<研修講師の見つけ方>

セルフケア研修の内容は，ストレスマネジメント，アサーション，ポジティブシンキングなど，個人カウンセリングや個人向けコーチングで行う内容で構成されています。研修講師は，セルフケアの個人カウンセリングに熟練している経験者で，グループ講習会を行ったことがあるカウンセラーが理想的です。産業医，EAP 機関，産業保健総合支援センター，産業カウンセラー協会に問い合わせると講師を紹介してもらえるでしょう。　（市川佳居）

6 管理監督者教育の意義

022 key words

・管理監督者　・ラインケア　・メンタルヘルス対策

Q メンタルヘルス対策では，管理監督者教育が大切だと言われています。しかし，当社では，中間管理職がプレイングマネージャー化しており，最もストレスが高くなっている傾向がみられます。メンタルヘルス対策においても重責を強いることに疑問を感じるのですが。

A 職場のメンタルヘルス対策においては，ラインによるケアを担う者として，管理監督者の果たす役割がたいへん重要です。「労働者の心の健康の保持増進のための指針」（I－4（004）参照）において管理監督者研修に盛り込まれるべきであるとされている事項を下表に示しました。

確かに，近年リストラや組織の再編などによって中間管理職の役割が以前と様変わりし，いわゆるプレイングマネージャー化している職場も多くなっています。しかし，メンタルヘルス対策において管理監督者が果たすべき役割をもう一度整理してみると，自らが受け持つラインや職場のストレス状況の把握と改善，部下に対する適切な相談対応に集約されます。前者には，職場のストレス要因の分析とその軽減への取り組み，ストレス過多あるいは精神面の不調に陥っている部下への就業面の配慮などが，後者には人間関係へ

表　管理監督者教育に盛り込まれるべき事項

・メンタルヘルスケアに関する事業場の方針
・職場でメンタルヘルスケアを行う意義
・ストレスおよびメンタルヘルスケアに関する基礎知識
・管理監督者の役割および心の健康問題に関する正しい態度
・職場環境などの評価および改善の方法
・労働者からの相談対応（話の聴き方，情報提供および助言の方法など）
・心の健康問題により休業した者の職場復帰への支援の方法
・事業場内産業保健スタッフなどおよびこれを通じた事業場外資源との連携の方法
・セルフケアの方法
・事業場内の相談先および事業場外資源に関する情報
・健康情報を含む労働者の個人情報の保護など

の配慮，コミュニケーションの促進，部下からの相談に対する傾聴と対処，産業医や産業看護職との連携などが含まれます。こうした事項のほとんどは，メンタルヘルス対策に限らず，職場管理（安全管理，労務管理など）や業務効率・生産性の向上といった側面でも，不可欠な要素と言えるはずです。

メンタルヘルス研修だけを単独で実施すると，管理監督者にとっての負担が今まで以上に増大する印象を与えてしまうかもしれません。しかし，上述したように，メンタルヘルス対策において管理監督者に求められる役割は，メンタルヘルスの問題を離れても，本来彼らが職責として行ってこなければならなかったものですから，研修はそれを再確認する場であると位置づけることができるはずです。その意味で，人事労務担当部署が主導で開催する研修，たとえば社内の諸制度の解説や管理者としての能力向上研修カリキュラムに，その一要素として盛り込む形で実施したほうがよい場合も多いでしょう。

もう一点，管理監督者教育で重要な点を補足するならば，各管理職が果たす必要のある役割を明確にして，その上で彼らを支援する仕組みをきちんと伝えることです。産業保健スタッフなどの相談先を示し，部下の対応などで困ったときには積極的に相談をもちかけるべきであることを強調すべきです。彼らにとっては，メンタルヘルス対策として何をどこまでやらねばならないのかわからないことが，大きなストレスとなってしまいます。

組織のフラット化などで，上司－部下関係が不明確になっている職場，上司と部下が異なった場所で勤務をしている職場も少なくないようですが，そうした場合にも，何らかの形でラインによるケアに該当する活動が行なわれるように体制等を整備することが求められます。　（廣　尚典）

7 産業医のメンタルヘルス対策へのかかわり

023 key words

・産業医　・メンタルヘルス対策

Q わが社では新たに雇用した産業医に対して，人事労務担当者がレクチャーをしたいと考えています。どういう点を強調すればよいでしょうか。

A 現在，ほとんどすべての事業場において，メンタルヘルス対策は，産業保健活動の重要な柱の1つと言えましょう。したがって，産業医もその職務遂行上メンタルヘルス対策への関わりを避けては通れません。

現在，産業医に選任されるためには，産業保健に関して一定の研修を受ける必要があります（Ｉ－7(007)参照）から，新しく雇用する産業医がその有資格者であれば，安全衛生法規の概要，健康診断およびその事後措置のあり方，衛生委員会への関わり方，職場巡視などに関する基本的な知識は既に身につけているはずです。しかしながら，その知識には個人差がありますし，知識を有していることと実務を担当できることは必ずしも一致しません。初めて産業医業務を始める医師に対しては，事業場内のさまざまな事柄を伝えながら，担当してもらう産業医業務の全体像を確認するところから始めたほうがよいでしょう。過去に産業医業務に従事した経験をもっていれば，より円滑に職場に適応することが期待できるでしょうが，事業場によって健康問題の現状やニーズは異なりますから，やはりそれらをまとまった形で伝えることは重要です。産業医の職務として特徴的な職場巡視は，そのための重要な機会と言えます。職場巡視は，騒音や粉じん，あるいは化学物質といった物理化学的な問題を指摘するだけの場ではありません。産業医は，そこで働く労働者の仕事ぶり，周囲とのコミュニケーションの状況など，メンタルヘルス対策にとっても有用な情報を得ることができます。ですから，最初のうちは職場巡視の時間を少し長めにとって，各職場の管理者が同伴し，そこの特徴を伝えていくことをお勧めします。

産業医は，Ｉ－7(007)で述べたような役割を担うことが労働安全衛生法で規定されていますが，具体的にどのような実務に多くの時間を割くべきであるかは，各事業場の実態によって変わってきます。事業場の業種，規模，組織，労働者の労働形態，業務遂行状況，産業医の来所回数・時間，産業看護職や衛生管理者などの産業保健スタッフの充実度などがその影響因子としてあげられます。

経験が豊富で来所頻度が高い産業医であれば，メンタルヘルス対策の計画の段階，すなわち実態調査やその結果を踏まえての活動計画の策定などから中心的な役割を担ってもらうことが可能ですが，多くの場合は最初からそこまで期待するのは難しいでしょう。他の産業保健スタッフなど（衛生管理者，看護職，人事労務管理スタッフなど）も協働しそれらを実施することにして，産業医に最低限これだけは果たしてもらうという役割の大枠を決めておくのがよいでしょう。

その上で，実施予定のメンタルヘルス対策の全体像と担ってもらいたい役割を具体的に説明します。たとえば，ストレスチェック制度における実施者と高ストレス者の面接指導（Ⅲ－6（037）参照），管理監督者教育を依頼する，といった具合です。話し合いの中で，産業医がそれ以外の活動にも興味をもち，実際に関与できるようになれば，産業保健チームとしてよりよい活動ができるでしょう。

また，事業場の人事労務，安全衛生その他の制度やその運用状況についても，早い時期に十分な理解を求めておくことが大切です。そうした事項をよく理解・把握することによって，産業医はより具体的で現場に即した判断や助言が可能となります。そのためには，通り一遍のレクチャーでは不十分である場合が多いものです。日頃のちょっとした相談や雑談を通じて，あるいは時間の許す範囲で，直接には産業医業務に関連の薄い会議などに同席してもらうことによって，事業場の実態を肌で感じさせる配慮もあってよいでしょう。逆に，産業医に対しては，そうした場を積極的にもつように心がけることを求めたいものです。

（廣　尚典）

8 職場のメンタリング，コーチング

024 key words

・メンタリング　・コーチング　・メンター制度

Q メンタリングやコーチングといった言葉を耳にします。どのようなものでしょうか。職場のメンタルヘルス対策として意味があるのでしょうか。

A **<メンタリング，コーチング>**

近年では，従業員のモチベーション向上や，リテンション（人材の維持）確保への関心が高く，そのアプローチがメンタリング（メンター制度）やコーチングの導入として取り組まれています。

背景には，終身雇用や年功序列の崩壊といった組織の変化があります。その中で人の繋がりや，キャリア形成を支える仕組みが希薄となったことも否めません。それらを補うべく，職場に取り入れられたのがメンタリングやコーチングのアプローチです。

<メンタリングとは>

利害関係のない人生の先輩との関わりを活かし，後輩を育てたり，キャリア形成を支えていくことです。メンタリングを行う側をメンター，受ける側をメンティーと呼び，メンターは良き育成者の役割を果たします。メンターは通常，直属の上司など人事評価権をもつ者は担いません。利害関係が生じると本音の会話ができないだけでなく，関係性がより指導的になってしまうからです。

メンタリングを受ける側は，たとえば他部門の先輩から「組織のこと」「人間関係のこと」「人生設計のこと」，時には「仕事の失敗談やインフォーマルな話」を聞き，仕事への視野を広げます。また，直属の上司には話せないことを相談できることにより，仕事や人生の悩みが解けたり，新たなモチベーションを生み出すことが期待されます。

このメンタリング（メンター制度）導入のメリットは，組織人の育成，組織イズムの醸成，キャリア形成の促しなどです。反面デメリットしては，メンターとメンティーのマッチング調整の難しさ，仕組みの維持負担そして，

効果測定の難しさなどが上げられます。

＜コーチングとは＞

部下育成の際に，対話の方法によって成長やスキルアップ，自立的取り組みを促進させる技術です。教え込むのではなく，自らが課題や解決方法を発見し，同時にモチベーションの維持向上を図ることを目指す，指導上の手法です。

柱となるアプローチは，①傾聴（話を真摯に聴き），②承認（相手の行ったことを認め），③質問（相手が気づき視野が広がるよう問いかける）となります。たとえば，部下の業績不振や失敗の中にも，部下なりに良かれと考え行った工夫や努力が隠されているものです。それをよく聞き留め（傾聴），認め（承認），そのうえで部下が出来ることを考えさせ実行を促す（質問）プロセスです。認められることにより部下のモチベーションは維持され，自らが発見し行動することにより，実施と成功率が高まり成果につながるという流れです。

コーチングのメリットは，良い循環のスキル向上プロセスを生むことに加え，上司の叱咤一辺倒によるパワハラ的な指導の改善，部下の自立による業務ルーティンの効率化などがあげられます。デメリットは，コーチング手法の定型化による形骸化，コーチング力育成の費用などになると考えられます。

コーチング普及の背景としては，叱咤激励や命令だけでは，複雑化する仕事の効率が上がらなくなったこと，背中を見せ学ばせる時間的余裕が無くなる中，上司が具体的な部下育成のコミュニケーション手法を知る必要に迫られたことにあると考えられます。

＜職場のメンタルヘスとの関係＞

メンタリング（メンター制度）の成功により，新入社員の離職率が改善されたり，管理職への希望者が増えるなどの成果を上げている企業もあります。

また，コーチング導入により，部下とかかわる機会が増える，叱咤だけでなく「褒め」「認め合う」組織体が醸成されるという，メンタルヘルスにプラスに働く要素が職場に醸成されることに間違いないと言えるでしょう。

（渋谷英雄）

9 メンタルヘルス研修の効果測定

025 key words

・研修　・効果測定　・アンケート　・満足度調査

Q メンタルヘルス研修が効果的に実施されたかどうか，その効果測定はどのように行ったらよいのでしょうか。

A 研修の効果は，①参加者の研修に対する満足度，②参加直後の学習習得度チェック，③一定の期間後に研修で取得したスキルが職場で生かされたかどうかのチェック，④一定の期間後に研修で取得したスキルを社員が使うことによって，会社の業績にどれだけ寄与したかで測定されます。

研修満足度アンケートの例を下記にあげましょう。

(1) あなたの業務に照らして，この研修の内容は有意義で適切でしたか？
(2) 全体的な学習内容の分量は適切でしたか？
(3) 演習に用いる時間配分は適切でしたか？
(4) 講師の進め方と指導は適切でしたか？
(5) 会場は学習するのに適した環境でしたか？
(6) テキスト類は使いやすかったですか？
(7) この講座の良かった点はどこですか？
(8) この講座で改善を要する点はどこですか？
(9) この講座全体を総括して５段階で評価してください

次回の研修の参考にするために，毎回研修のアンケートは無記名で回収し，満足度について統計をとるとよいでしょう。また，これらの結果は社内で使用するだけでなく講師にフィードバックして，改善点を次回に反映してもらうとよいでしょう。

参加直後の学習習得度は簡単な理解度テストを行うのが一般的です。その場合，各章の学習目標に対応する理解度テストを用意するとよいでしょう。

一定の期間後に研修で取得したスキルを職場で生かしているかのチェック

は，参加者へのアンケート，あるいは参加者の上司へのアンケートなどがあります。たとえば，アサーションスキルを部下が学んだ場合，この部下がアサーションスキルを上手に使用している場面が６カ月以内に何回あったか，記入してもらいます。

メンタルヘルスの管理職研修で部下との対話の持ち方を学んだ場合は，「研修後の６カ月間で，研修で学んだ新しいコミュニケーションスキルを使って，何人の部下と何回対話をもったか」を計測してみるのも１つの方法です。参加者である上司にだけでなく，その部下にもアンケートを行い，上司のコミュニケーションスキルに対する部下の評価の変化を調べることもできます。

メンタルヘルス研修の効果測定のポイントとして，研修実施後１年以内に，

①　ストレス疾患にかかった人数の増減
②　社内，社外メンタルヘルス窓口利用者数の増加率（この増加はメンタルヘルス予備軍の予防ととることができます）
③　上司が早期発見して，部下にメンタルヘルスの専門家に会うことを勧めた人数
④　メンタルヘルス疾患による傷病休職で休む社員の数の増減
⑤　上司との対話によって病気にならなかった部下の数
⑥　早期発見，予防ができた自殺念慮者の数

などがあげられます。

いかにすばらしい研修を受けても，学んだことが仕事の現場で具体的な行動に反映されなければ，研修を行った意味はありません。ただし，メンタルヘルス研修の結果は他のビジネス研修と違って，効果が出るまで少し時間がかかりますので，長い目で見る必要があります。また１回の研修だけでは不十分で，ブラッシュアップ研修を定期的に行うことなどが必要です。

（市川佳居）

10 一般社員に向けたハラスメント防止研修

026 key words

・ハラスメント　・一般社員　・研修

Q わが社でハラスメントに関する一般社員向けの研修を実施したいと考えていますが，カリキュラムの内容や講師の見つけ方，研修のフォーマット（座学，オンラインかなど）についてアドバイスをお願いします。

A ハラスメント防止は職場では避けて通れないテーマです。一般社員向けに研修を実施する場合のカリキュラムや講師，効果的な研修をどのように探すかは担当者が最も関心を持たれるところです。目的が明確であればよりニーズに合った研修になります。

ハラスメントという表現に包含される各企業の従業員の問題行動が何かをさらに掘り下げておくと，会社や職場で期待される行動を増やすことができるので，期待した効果が得られると思います。

カリキュラム上重要なことは以下の内容が盛り込まれていることです。

①法律の基礎

②最新の判例

③防止方法

④相談窓口の説明

少なくとも２年に１回は受講できるような実施方式を推奨します。１つの職場や企業でのハラスメント事例が発生する確率はそれ程頻繁ではないので，ほとんどの受講者にとっては身近な問題としてとらえることができません。しかし，定期的な実施は，会社がハラスメントを防止する方針を力強く発信する効果があります。

定期開催のメリットは他にもあります。ハラスメントの判例は進化しています。何がハラスメントかという点数化方式も引用されるようになるなど，この20年間を振り返っただけでも進化が確認できます。ですから最新の判例に触れることは，最新の法令順守が可能となります。

講師選定は重要です。「ハラスメントは人権侵害だからハラスメントはダメ」というメッセージを送るのもよいのですが，各企業の事情にあった事例を盛り込んで説明をされるほうが研修効果は高いといえます。研修終了後，従業員が職場で言っていいこと，やっていいこと，相談できること，相談窓口が記憶に残るようであれば効果が高いといえます。

対象人数によって座学を全員に実施できるケースもあれば，eラーニングの方式でないと全社員をカバーできない事もあります。良質の講師による座学が理想的ではありますが，企業の事情に応じて実施するのが望ましいと思います。

ハラスメント防止に関する法律は「男女雇用機会均等法」がもっとも多く引用されます。セクハラやパワハラなど，初めてこの分野を勉強するのであれば　公益財団法人21世紀職業財団のサイトを訪ねることをお勧めします。

社内の弁護士，人事労務担当者（社労士など），EAPコンサルタント，社会保険労務士などの社内講師も検討してください。会社の文化，事情，課題がわかっている方が講師になることで，企業にあった研修内容になります。

研修に先駆けて準備が必要なのは，ハラスメントを受けたときに当該社員が相談やアドバイスを求められる窓口の設置です。社内と社外の設置が理想的です。さらに，相談がいざ来たら，どのような手続きで迅速に問題解決を行うのかをあらかじめ取り決めておくことが重要です。

研修の内容に相談窓口，相談方法，相談者，通報者の扱われ方などが明記されていることは，勇気を出して相談しようとする人に一定の安心感を与えます。ハラスメントを理由に転職や異動をする人は少なくありません。問題解決のための頼りになる存在であることが期待されます。

一般社員向けのハラスメント防止を検討するときに忘れてはいけないことは，管理職ではないが，人を取りまとめるような業務についている一般社員への教育内容です。管理職向けのハラスメント防止には企業リスクや安全配慮義務に関係づけてハラスメント防止を説明していることが一般的です。

事業内容と社員が受けるハラスメントの対処法についてもあらかじめ取り決めておくことをお勧めします。　（西川あゆみ）

公益財団法人21世紀職業財団　http://www.jiwe.or.jp/

11 管理職に向けたハラスメント防止研修

027 key words

・ハラスメント　・管理職　・研修　・いじめ

Q わが社でハラスメントに関する管理職研修を実施したいと考えていますが，カリキュラムの内容や講師の見つけ方，研修のフォーマット（座学，オンラインかなど）についてアドバイスをお願いします。

A 研修講師の探し方，研修フォーマットの説明はⅡ-10(026)を参照してください。管理職向けのハラスメントに関する研修で重要な事は以下の項目です。

①企業リスクとしてのハラスメント

②管理職個人としての義務とリスク

③法律と判例

④職場のハラスメントの経済的損失

＜企業リスクとしてのハラスメント＞

職場でのいじめ，いびりを放置した企業は責任を問われます。企業にとって最悪のシナリオは，いじめが定常化していて，それに気づかず，または，見て見ぬふりをして，いじめやからかいを受ける対象者が悩み，心理的ダメージを受け続けた結果，自殺に至るということでしょう。企業のトップが責任を取る事態に発展するのがハラスメントによる企業リスクです。

企業に責任がどこまであるのか，議論はつきません。自殺の本当の理由は職場でのいじめではないという主張があっても，企業のイメージダウンの回復には時間がかかります。

「困っているなら相談窓口があるよ」「どこどこに相談できるよ」などはそれだけで問題解決につながりませんが，その言葉を受け取った人は自分の気持ちを振り返ることができます。結果として相談窓口につながらなくても支援であることに間違いありません。

＜管理職個人としてのリスク＞

管理職個人には２つのリスクがあります。１つ目は自分がハラッサー（ハラスメントをする人）になりえるということです。職場で声を荒げることがある，努力して変えられない点について執拗にコメントする，いつも同じ人をいびっている，相手の反応に鈍感，などが観察ポイントです。いじめの（意図していても，いなくても）相手によっては短い期間で体調不良が生じます。ほとんどの場合，管理職が自ら行動を変える事は困難です。

たとえば従業員支援プログラム（EAP）では「リファー相談」というものがあります。通常の悩み相談ではありません。上司，同格の同僚から勧められてきますので，職場での問題言動や行動を改善する指示を受けてカウンセリングを受けます。ハラッサーを専門窓口にリファーするのは容易ではありませんが，深刻化を防ぐには最も効果的です。

2つ目は，部下同士のいじめのかかわり方です。複数の人間が協力しあわなくてはならない職場には人間関係の葛藤がつきものです。あるときはとても良好な関係でも，何かをきっかけに悪化します。こういうときに上司として「リファー相談」を活用してください。全ての葛藤を解決する必要はありません。ここで大事なのは業務や事業にネガティブインパクトのあるいざこざとそうではないいざこざとを分別する視点をもつことです。

管理職が利用できる社内の相談窓口や苦情解決のプロセスがあらかじめ検討されて，研修内容として紹介されることが重要です。

＜法律と判例＞

Ⅱ-10(026)での説明と重なりますが，最新の判例について管理職が理解することは大事です。管理職に昇進したときには必ず，そして，1年に1回は判例振り返りといったミニレクチャー（1時間程度）でも定期的に管理職が受講することが大事です。男女雇用機会均等法，労働安全衛生法は最低限，理解しておいてもらいたい法律です。

＜ハラスメントは職場の経済損失＞

ハラスメントにつきものなのは，事故や怪我が頻発するなどの経済損失です。管理職として全てのいざこざを解決できなくても，コストインパクトの大きいいじめを見極めて，解決にあたることができます。　（西川あゆみ）

12 国内における自殺の現況と職場での対策

028 key words
・自殺 ・リストラ ・ハラスメント ・うつ

Q 日本の自殺の現況と，職場で行うべき対策について教えてください。

A 日本の年間自殺者数は1998年に激増し（対前年比35％増），統計史上初めて３万人を超え，以後14年間「年間自殺者３万人時代」が続きました。自殺率（人口10万人当たり）は24前後で推移し，これは世界保健機関（WHO）が把握する国々の中でも最上位国グループに位置する状況でした。2012年から年間自殺者数が３万人を下回り，その後も減少傾向が続いていますが，自殺率は18前後と国際的には依然として高く，自殺予防は引き続き国全体の重要な課題です。

1998年の激増を振り返ると，前年の「山一ショック」（山一證券の破綻）に代表されるように国全体の経済不安が極度に強まったときでした。1998年には日本長期信用銀行や日本債券信用銀行が破綻します。実質的にも心理的にも経済不況の影響が非常に大きい状況でした。

そのような中，自殺率の上昇が特に著しかったのは，40代後半から60代の中高年男性だったのです。「倒産自殺」，「リストラ自殺」などのマスコミ造語が作り出されるとともに，多重債務などの借金苦による自殺も社会的に大きな問題となりました。また，被雇用者にとっては，リストラを免れても過労やハラスメントに晒される危険性が増えました。年功序列や終身雇用など被雇用者にとって保護的であった職場環境が急激に変化し，職場のメンタルヘルスがクローズアップされる時代に突入したのです。

働き盛りの男性の自殺が1998年以来，日本の大きな問題でした。2006年に自殺対策基本法が成立して以降，自殺を社会的な問題としてとらえ，予防を考えるという認識が広まってきました。多重債務の整理や，生活困窮者へのワンストップサービスの整備など，それまでにはなかった自殺予防対策が創出されました。同時に，自殺の背景にはうつ病・うつ状態，アルコール依存などの精神医学的な問題が多いという認識のもと，厚生労働省は2006年に「労働者の心の健康の保持推進のための指針」（Ⅰ－4（004）参照）を発表し，職域でのメンタルヘルスケアの拡充を後押ししてきました。その中でうつ病・うつ状態の早期発見と適切な対応が重点課題と認識され，産業医やかかりつけ医のうつ病対応力を向上させる施策や，「お父さん眠れてますか？」キャンペーンを始めとする職域での啓発活動などさまざまな取り組みがなされてきました。2015年12月から開始されたストレスチェック制度（Ⅰ－1（001）参照）もその1つです。

現在，国全体の自殺者数は減少傾向にありますが，警察庁による自殺の原因・動機分析では「勤務問題（仕事疲れ，職場の人間関係等）」による自殺の減少幅は小さいことがわかっています。借金や生活苦などの「経済・生活問題」はかなり減りましたが，勤務問題による自殺はそれほど減っていません。つまり，職域での自殺予防対策が引き続き重要なのです。

具体的な対策として，法制化されたストレスチェック制度の有効活用がまず挙げられます。ストレスチェックで測るものは，個人の心の健康状態と，自身を取り巻く職場環境の状態の2つに大別されます。

個人の心の健康状態は労働者側からの要請で，結果は事業主ではなく個人に返されます。そして，高ストレスと判定された人が産業医面談など社内の資源を利用するかどうかはその個人に任されます。現在，その利用率が全国的に非常に低いことが問題になっています。

もう1つの職場環境の状態については，匿名化された部署ごとの結果が事業主に返されます。これを基に事業主は環境改善を考えねばなりません。これが法制化されているわけですが，事業主だけに任せるのではなく，「自分が属する職場環境を良くしたい」という意識を一人ひとりが持ち，各自が能動的にストレスチェックの結果を活用するという企業風土を作り出すことが重要だろうと筆者は考えています。　（張　賢徳）

13 職場で自殺者が出た場合の対応

029 key words

・自殺　・働き方シフト

Q 不幸にして，職場で自殺者が出た場合，周囲の同僚・上司に対する説明の仕方や精神的なフォローの方法について教えてください。

A 職場で自殺者が出るという出来事は，働く人に心理的なダメージを与えることに間違いありません。通常業務は一定の期間止まり，生産性は下がります。しかし，これといった手法を取り入れなくても，このような局面ではたいてい職場の責任者が率先してリーダーシップを発揮し，社員は知恵を出し合い，声掛けをして，助け合い，混乱から徐々に通常業務のモードに戻ります。

このような出来事への支援，介入を専門にする筆者の経験からこのような事態がおきたときに検討して欲しい項目は以下の通りです。

① 情報の発信 — 会社からのメッセージ

② 働き方シフト — 緩やかなシフト

③ 専門家の活用 — 社内外の資源の利用

<情報の発信>

職場で自殺者が出るという事が起きると情報が錯そうします。憶測，噂が増えるものです。離職したいと言い出す人が増えることもめずらしくありません。頻繁な情報発信はこのような混乱した事態を迅速に収拾させることができますが，再発防止のために自殺の原因を探るという内容のメッセージは効果的ではありません。むしろ，出来事を伝えることが重要です。①大事な職員が亡くなった事，②発見，会社の対応，③会社が遺族に対応をしていること，などをわかっている範囲で関係者に共有していくことです。伝え方は朝礼場面を利用する，部門長がメンバーを集めて口頭で説明するなど形式はさまざまです。

言うまでもありませんが，このような事態とは無関係にもともと体調が悪い人，職場復帰したての人，過去に似たような経験をしたことがある人が受ける心理的ダメージは，そうでない人に比べて大きいものです。より影響を受ける人がいることを会社は承知しているという会社からのメッセージはこのような人により安心を与えます。

やらないほうがいいのは，出来事についての話しを禁止することです。こういう出来事の影響は全員が受けます。職位が高い人も，精神的に強いといわれている人も影響を受けます。たとえばエネルギーを振り絞って乗り切ろうとする人や，一時的に思考停止になることで乗り切る人もいます。外部の専門家にはこのようなときに会社が発信するメッセージ内容や準備について支援を依頼することができます。

＜働き方シフト＞

「業務は続けなくてはならない」という事態が生じているときに推奨することは，緩やかな働き方シフトです。一番弱っていそうな人に合わせて１～３週間（できる範囲で）は残業をしないように，可能であれば勤務時間を少しでも短くすることをお勧めします。飲酒などは控え，できるだけいつもの生活のリズムを維持することも心理的ダメージの回復に効果的です。

＜専門家の活用＞

職場の自殺をはじめ，思いがけない出来事に直面した人を支援する専門家がいます。従業員支援プログラムの専門家（EAP コンサルタント）はこのような支援を業務としています（Ⅲ－9(040)参照）。国内では NPO のメンタルレスキュー協会が支援をしています。カウンセラーでグリーフケアの専門家も支援をします。数々の専門家がいますが，どのように活用するのかがポイントになります。

企業では時間，予算，企業文化などがこのような支援を検討するときに大事ですが，事業継続（BCP）はその重要な目標になります。どのような支援計画をもって，どのような専門家にいつ，どこで，何を依頼したいのかがわかっていることが理想です。これは平時から準備しておくことをお勧めします。もしこのような準備がないまま出来事に直面することになっても問題はありません。そのときに職場の自殺事例を毎日仕事にしている専門家からの情報を得ながらの対応もできます。

（西川あゆみ）

メンタルレスキュー協会　http://www.mentalrescue.org/

14 ウェルネスのための教育と研修

030 key words

・ライフスタイル（生活習慣）　・ライフステージ別研修　・ウェルネス

Q 最近，ウェルネスという言葉を耳にし，精神的健康を保つために健康なライフスタイルが重要ということのようですが，従業員にどのような教育・研修をしたらよいですか。

A ウェルネス（Wellness）とは，世界保健機関（WHO）が示す「健康」（Health）の定義について，より具体的に広範囲な視点から見た健康・体力づくりに関連しています。特に運動を適宜，日常生活に取り入れながら，自らが健康的に暮らしていくことが提唱されています。栄養，運動，休養という健康づくりの実践が目的の１つですが，単に健康づくりばかりでなく，日常の行動様式と生活態度を変容し，自分に合ったライフスタイルを築き，それを快いものとして動機づけられることが重要です。

<ウェルネスとライフスタイル>

もともと，ライフスタイルと健康に関する先駆的な研究は，カリフォルニア大学のブレスローらが行ったものに端を発します。1973年，住民を対象にさまざまなライフスタイルと身体的健康度（障害，疾病，症状など）とのかかわりを調査したところ，７つのライフスタイルと健康度とが有意に関連していることを報告しました。「適正な睡眠時間，喫煙をしない，適正体重の維持，多量飲酒をしない，定期的にかなり激しい運動，毎日朝食を摂取する，間食をしない」という７個の健康習慣を守っている人は，60歳位まで平均以上の健康度を保っていることに対し，良い習慣が２個以下の人では，30歳を過ぎるとすでに健康度は低かったというものでした。良い身体状態，低い死亡率だけではなく，メンタルヘルス状態も良好であることが実証的に示され，ライフスタイルへの関心が深まってきました。

健康に良いライフスタイルの実践については，「ライフスタイルを維持できる人は自己コントロール力が高い」というポジティブなイメージを作ることで，健康づくりの動機づけが図られてきました。たとえば，肥満については「体を絞る」とし，贅肉を落とし筋肉をつける運動行動へとつなげていきます。睡眠時間をしっかり確保することで生活リズムが整い，効率の良い作業ペースを維持することができ，結果的には「仕事ができる」と考えられます。ウェルネスとは，自分のライフスタイルを点検し，より充実した人生を送るために必要なものは何だろうかと探求していくものです。ウェルネス促進のための研修で留意するべきことを以下にあげます。

<ライフステージ別のウェルネスプログラム>

個々人の心身状態に基づく健康づくりにおいては，若年期，成人期，高年期というライフステージ別にウェルネスプログラムの内容の研修を行っていくことが，動機づけをはかる上で有効なものとなります。

若年期（20歳から39歳頃）：社会的に自立したとはいえ，自己の健康管理の重要性には気づいていない時期から始まります。「若さ」ゆえにエネルギーが満たされており，身体的健康に好ましいライフスタイルを促すというよりは，「美容，ファッション」という感覚から肥満，運動に関してウェルネスに関心を抱くことから始まります。日々の緊張や過度の頑張りのため交感神経優位の状態が続くことで心身の不調を訴えることが多くなるので，意識的に副交感神経の優位な状態にもっていくことが必要となります。「質の良い睡眠をとる」「運動は休養への近道」「食事はゆっくり」という生活リズムの重要性に気づくことを目標とするとよいと思います。

中年期（40歳から55歳頃）：これまで最前線で働いていた立場に管理職といった役割が加わります。一方，仕事上の自分の能力や地位の限界も見えはじめ，若年期に抱いた希望と現実のはざまで揺れ動いてきます。体力に限界を感じたり，疲労回復に時間がかかったり，また，自覚症状がないのにもかかわらず，定期健康診査で生活慣病（高血圧，糖尿病など）であると告げられることもあります。二次予防（早期発見，対処）として，質の良い睡眠の確保，定期的な運動習慣や脂質・糖質の過剰摂取への配慮が必要となります。

高年期（55歳から64歳頃）：職場では定年を間近に控え，仕事中心の価値観から自己のあり方を見つめ直すことが迫られるときでもあります。人生の集大成の時期として体力・気力の充実や維持を目的に，リラクセーション効果のある運動，ゆったりと食事時間を楽しむというような，自律神経の働きに沿ったすごし方を研修することが望ましいと思われます。（松井知子）

15 マインドフルネスの活用法

031 key words
・マインドフルネス　・ニューロン　・SIY

Q マインドフルネスの概要と職場での取り入れ方について教えてください。

A マインドフルネスの科学的研究の第一人者であるジョン・カバットジン（マサチューセッツ大学医学大学院教授）は，マインドフルネスを次のように定義しています。

「今この瞬間に意識を向けること，好奇心をもち，判断を下さず，思いやりをもって」この考え方は，大昔，ブッダが説いた教えから派生したものですが，マインドフルネスに宗教色はなく，ストレスを低下させ，より健康的に，より満たされた人生のために役立つと言われています。マインドフルネスとは，今の瞬間の現実に常に気づきをむけ，その現実をあるがままに知覚し，それに関する思考や感情にとらわれないでいる心のもち方です。マインドフルネスはしばしば瞑想と混同されますが，瞑想ばかりではありません。食事，サイクリング，掃除，通勤などさまざまな場面でマインドフルネスを生活に取り入れることができます。

今日では，マインドフルネスがどのように脳に良い影響を与えているかについて，さまざまな科学的エビデンスが出されています。①15〜20年前まで，心理学者や神経学者は，我々の脳の大半は固定的で変わらないものだと考えていました。今日では，脳はいわゆる神経可塑性があることが知られています。何を意味するかというと，ある神経経路を使うと大人の脳でさえ強化されたり，新しい神経経路が作られたりするのです。つまり，私たちが自分の“マインド”をこれまでと違う形で使うことを学ぶと，新しい神経経路ができるのです。②もう１つ明らかになってきたのは，マインドフルネスが，発光するニューロンのパターンを変えるということです。脳の使っている部分が光るのですが，マインドフルネスを行っているときに検査すると，光るところが扁桃体から前頭前野に移動します。脳の後ろの部分から前の部分へと使っているところが移動するわけです。何がよいかというと，より穏やかになり，ストレスが少なくなるのです。また，前頭前野は，創造性や幸福感と関係しているということが知られています。さらに驚くことに，マインドフルネスの練習を1日に10～15分行うと新しい神経経路が新たに形成されるのです。ある研究では，マインドフルネスの練習を毎日行う人は，自然に抗体が増えて免疫力が上がり，インフルエンザを撃退したとさえ言われています。

企業においては，グーグル社がマインドフルネスを用いて最新の脳科学に基づいて独自に開発したリーダーシップ・パフォーマンス向上のプログラムである Search Inside Yourself（以下，SIY）を社外にも展開し始めて，注目を浴び始めています。SIY は，マインドフルネスに基づく新しいプログラムで心の知能指数（エモーショナルインテリジェンス）における「５つの要素」（自己認識・自己制御・モチベーション・共感・コミュニケーション）に着目した「心と思考力」を科学的アプローチで強化するプログラムです。

企業のマインドフルネス研修では，まずは１～２時間ほどの基本研修を行い，興味と必要に応じて，継続的コーチングや上級者向け研修を用意するのがよいでしょう。マインドフルネスの基本研修では，瞑想法を取り入れますが，社員の中には初めて瞑想する方も多いので，下記のようなシンプルな瞑想法を紹介し，練習していただくとよいでしょう。

①背筋を伸ばして，両肩を結ぶ線がまっすぐになるように座り，目を閉じる
②呼吸をあるがままに感じる
③わいてくる雑念や感情にとらわれない
④身体全体で呼吸するようにする
⑤身体の外にまで注意のフォーカスを広げていく
⑥瞑想を終了する

（市川佳居）

熊野宏昭（2016）．実践！　マインドフルネス――今この瞬間に気づき青空を感じるレッスン　サンガ
マインドフルリーダーシップインスティテュート　http://mindful-leadership.jp/siy/（2017年10月28日アクセス）

コラム　レジリエンス

レジリエンス（resilience）とはしなやかな強さ，精神的回復力，復元力などとも訳され，挫折や苦境から回復する力のことです。職場においては，いつ降りかかるかもしれぬ想定外の出来事に対し冷静に対処すること，新しい環境，変化，多様な状況に対してしなやかに対応できる力を指します。レジリエンスは６つの要素に分けられます（図１）。

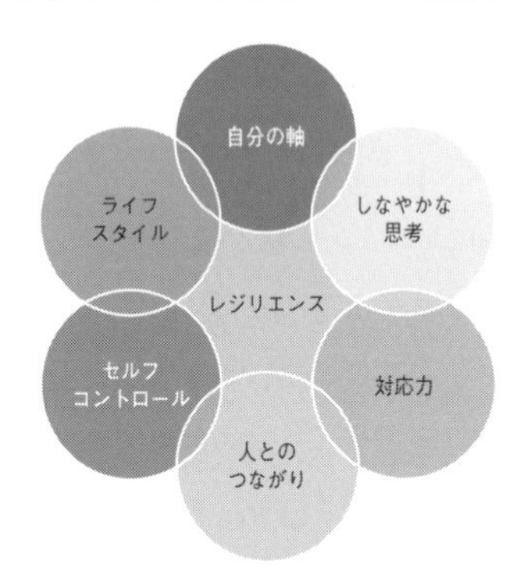

１番目の「自分の軸」とは価値観や自分にとって大切なことを指します。人生においてはさまざまな局面で選択を迫られますが，自分にとって何が大切か分かっていれば行動がぶれることはありません。 ただ，それが独断とならぬよう，違う人の意見を受け入れる２番目の「しなやかな思考」が次に求められます。それには，自分への問いかけが役に立ちます。「経験上，これは正しい考えだろうか」とか，「自分だったら親友に何と言うだろうか」などです。自分はぶれることなく，周りと折り合いをつけていくことができます。３番目の「対応力」は，問題を認識し，適切なゴールを設定し，プライオリティをつけて解決していくスキルです。４番目として，世の中には１人では解決できない問題も多く，他人に助けを求める，あるいは逆に他人に救いの手を差し伸べる，「人とのつながり」があげられます。ただ，人とのつながりがうまくできても傷ついたり，怒りを感じたりすることはままあるもので，職場などでは冷静に自分の感情をコントロールする力として5番目の「セルフコントロール」が必要になります。感情をクールダウンさせたり，スポーツなどで体をリラックスさせたりするなどの方法があります。どんなスキルがあっても，最後には体力がないと困難は乗り切れないものです。それにはバランスのとれた食事，運動，睡眠によって，心身ともに健康を保つ「ライフスタイル」が欠かせません。　（市川佳居）

III

介入・対応の実際

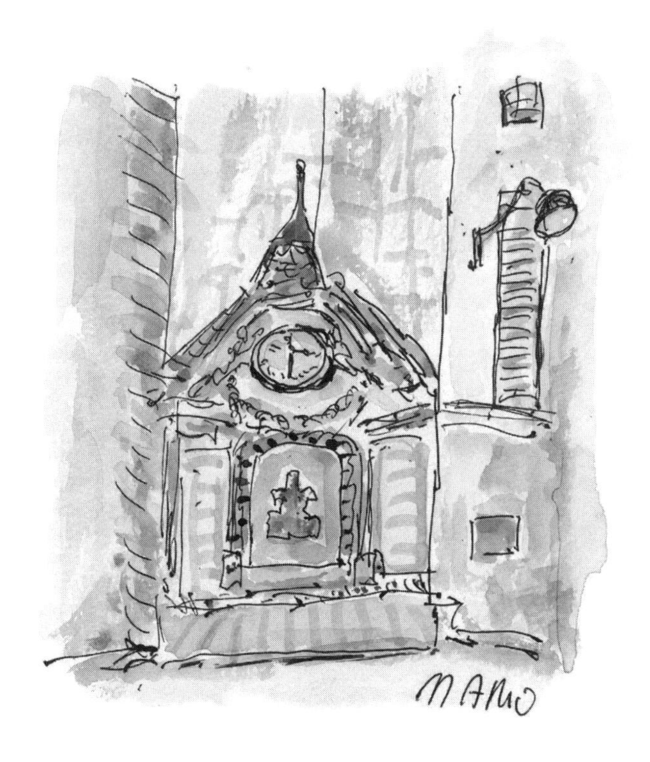

1 部下のメンタルな問題への対応

032 key words

・事例性　・疾病性　・プライバシー保護　・家族への連絡

Q 職場の部下にメンタルな問題が疑われる場合があります。しかしながら，そのことを話題にして，部下と話し合ったり指導するだけの自信がありません。管理監督者として，メンタルなことに関する情報収集のあり方や留意点について教えてください。

A メンタルな問題が疑われるケースが発生した際，職場関係者が陥りやすい罠が，知らず知らずのうちに精神科医や臨床心理士といった専門家と同じ視点から問題を把握しようとする姿勢です。当然ながら職場関係者は精神科医などの専門家ではありませんから，必要以上に精神医学や心理学をもち出す必要はありません。むしろ，メンタルな問題を感じた際には，事例性（caseness）と疾病性（illness）との２つに分けて把握していくと理解しやすいでしょう（Ⅲ－2(033)参照）。

事例性とは「仕事の能率が低下した」「就業規則を守れない」「遅刻や無断欠勤が多い」「上司の指示に従わない」といった業務を遂行する上で支障となる具体的な事実です。関係者は，その変化にすぐに気づくことができるはずです。一方，疾病性とは「幻聴がある」「被害妄想が明らかだ」「統合失調症だ」「うつ病がうたがわれる」など症状や病名などに関することで，これらは専門家が把握し判断する分野です。つまり，職場では病気の確定（疾病性）以上に，業務上何が問題になって困っているか（事例性）を優先する視点が求められます。

ところが実際には，職場関係者は疾病性に目が奪われがちです。筆者も以下のような形で相談を受けたことがあります。「うちの若い社員が，職場の電話機が盗聴されていると執拗に訴えます。仕方がないので，本人の目の前で電話機を分解し，念のため電話局にも確認しました。何もなかったので，被害妄想だと思います」と，被害妄想を証明するのに力を注いでいる上司がいました。その努力はわかりますが，的はずれといわざるを得ません。そうではなく，その社員の訴えによって，職場で具体的にどう支障を来しているのか（事例性）に焦点を当てればよかったのです。

同じような話です。ある職場に統合失調症で通院中の社員がいますが，勤務はとても真面目です。ただ，幻聴があるせいか時々独語や一人笑いがあります。この事例に職場が介入する必要は原則的にはありません。一方別の職場ですが，同じ統合失調症で通院中の社員がいます。被害妄想が強いせいか，上司や同僚とのトラブルが頻発しています。この事例では，すぐに介入が必要です。つまり，統合失調症だから介入が必要なのではなく，トラブルを起こしているという事例性があれば，積極的な介入が求められるのです。

職場での状況把握に際しては，上司・同僚からの話は大切ですが，その際の情報保護（本人，上司・同僚相互）に細心の注意が必要です。

その結果，精神医学的に問題がありそうと判断されれば，どうやって精神科医療などにつなげていくのか，その方法と役割分担を考えていく必要があります。産業医がいる職場であれば，産業医面談も必要です。その際，産業看護職や産業カウンセラーは，事前情報の収集や関係者間の連絡調整役が求められます。ただし，職場が先走って精神科受診を無理強いするのは厳禁です。本人の希望，場合によっては家族の意向を重視しながら，職場は側面からの援助姿勢が原則です。

ところで，家族よりも早期に職場関係者が労働者のメンタル不調に気がつくことも少なくありません。上述のような本人との話し合いをしたうえで，必要により家族への連絡が必要になるでしょう（Ⅲ－3（034）参照）。家族への連絡の仕方ですが，上司なり労務担当者が電話ではなく，可能な限り複数の職場関係者が直接会って話すことが勧められます。多少の手間暇はかかりますが，日本国内であれば1泊を覚悟すれば，対応は可能です。職場側の誠意が伝わり，話の行き違いも少なくなります。複数の職場関係者という意味ですが，単独ですと話の行き違いが表面化した場合に水かけ論になる危険性があることと，記録をきちんと残しやすい点から重要です。

家族への伝え方も疾病性ではなく，問題になって困っている事実に焦点を当てる事例性を心がけてください。疾病性に踏み込んでしまうと家族が感情的になり，その原因を職場の仕事の与え方や上司の対応といった原因論に集中し，具体的な対応を遅らせることにもなりかねません。　（大西　守）

2 部下を専門医に受診させるには

033 key words

・病識　・事例性　・警察　・家族への連絡

Q 言動がおかしい，仕事の効率が落ちたなど，心の健康問題がありそうな部下を職場として専門医に受診させるコツがあれば教えてください。

A 日本の職場では人間関係に密なものがあり，部下のちょっとした変化や異変に早期に気がつくことはめずらしくありません。ところが，それがメンタルな理由と考えられると，管理監督者として部下に対し指導したり話し合うことに自信がなかったり躊躇することが少なくありません。

その際，Ⅲ－1（032）で説明したように，職場関係者はメンタルヘルスの専門家ではありませんから，事例性を優先して話し合ってください。「最近，元気がないが落ち込んでいるのか」といった言い方ではなく，職場で問題になったり困っている事実を話題にして話し合うのです。「今まで10仕事ができていたのに，最近は５しか仕事ができないのはどうしてですか」「今までは出勤がきちんとできていたのに，先月は10回休んで，今月もすでに７回休んでいるのはどうしてですか」「今まで同僚と上手くやっていたのに，最近はトラブルばかりで，職場で浮いた存在になっているのはどうしてですか」といった具合です。

そのやりとりの過程で，「最近いらいらして」「気持ちが落ち込んで」「夜，眠れないので」といったメンタル的な答えが含まれるようであれば，「メンタル面も含めてきちんと対応してください」と指示することで原則的には職場側の対応は終わるはずです。

ところが，精神的に状態が悪い場合，労働者自身が病気であることを認識できないことが少なくありません。これを専門的には「病識」が希薄とか欠如していると表現します。つまり，「病識」とは自分が病気であることを認識・自覚できるかどうかです。そのため，職場関係者が精神医学的治療が必要と判断しても，当該労働者が受診や治療に消極的だったり拒絶する事態が生じる可能性があります。問題になることが多いのが，統合失調症の増悪期

（Ⅴ－1（074）参照），うつ病で判断能力・理解力が低下しているとき，若年性認知症が疑われるときなど（Ⅴ－20（093）参照）です。

メンタルヘルス領域に限らず，受療行動に関しては原則的には本人・家族の責任で行われるものです。当該労働者が治療などに非協力的な場合は，職場側での対応には限界があります。職場・上司は家族・家庭の代わりにはなれないことを忘れてはなりません。可能な限り家族に連絡を取り（事例性重視を忘れないで），家族・関係者がよく話し合って職場としての基本的な対応を決めていく必要があります。基本的には，「精神的な病気の人」に職場が何をするかではなく，「悩み，苦しんでいる人」「十分に仕事がこなせない人」にどう援助できるかという姿勢です。職場に産業医がいる場合には，健康問題をテーマに当該労働者と産業医との面談を設定し，その面談場面において，「体の健康もさることながら，精神的なケアも必要です」と産業医から指導し受診勧奨してもらうのも1つの方法です。

精神科受診を勧める際に注意したいのは，当該労働者から紹介依頼があった場合を除いて，職場側から一方的に特定の医療機関や特定の医師を指定すると，職場側はリスクを負う可能性がある点です。職場が指定した精神科医療機関や医師がどんなに優秀であっても，改善されないケースも出てくるからです。治療がうまくいかなかった場合，当該労働者から「会社が指定した医者にかかったのに良くならない。改善しないのは会社の責任だ」と職場側に責任を押し付けられる危険性があるからです。原則的には，当該労働者・家族に探してもらうか，複数の医療機関を紹介して選択してもらう配慮が必要です。受診の手順は，Ⅴ－22（095）を参考にしてください。

もちろん，事態の緊急性によっても対応方法が異なります。職場レベルでは稀ですが，自傷他害のおそれが高い場合（暴れて他人を傷つけたり，自殺の可能性が高い場合など）には緊急対応が必要となります。興奮が激しく暴力的になった場合などには，警察に保護してもらう必要性もあり，警察への通報も躊躇しない心構えも求められます。こうした究極の選択は，職場関係者個人が判断するのではなく，職場関係者の合議のうえで判断されるべきと考えます（Ⅲ－3（034）参照）。

（大西　守）

3 うつ病で治療中の部下への対応

034 key words

・個人情報保護法　・安全配慮義務　・危機管理　・プライバシー保護
・自殺願望

Q うつ病で治療中の労働者がいますが，独身で一人暮らしをしています。最近調子が悪いようで，職場で「死にたい」などと口にすることがあります。しかし，「家族には絶対連絡してくれるな」と言うので，その対応に困惑しています。管理職の立場として，どう対応したらよいでしょうか。

A 労働者の健康情報に関しては個人情報保護法が制定され，職場としても今まで以上に慎重な取り扱いが求められています。しかしその一方で，職場の上司などがたまたま部下の自殺願望を知りえた場合などは，職場としての危機管理能力が求められます。つまり，個人情報の管理の厳格化が求められる一方で，職場の安全配慮義務に関しても従来以上にその遵守が求められている現状があり，その兼ね合いに苦労するわけです。

職場に産業医や産業看護職がいる場合には，まず産業保健スタッフに連絡をとって，産業医・産業看護職の立場から介入してもらう必要があります。具体的には，当該労働者と産業医・産業看護職との迅速な面談設定が望まれます。

その際，労働者のプライバシー保護の原則として，労働者に関する情報を関係部署に知らせる決定権は，産業医や産業看護職にあるのではなく労働者自身にある点です。ただし，労働者自身が認識できない場合（病識の欠如）や判断能力が低下している場合，産業医などに委任されると考えられます。

もちろん，緊急性の有無や職種・職場によってはこの原則は当てはまりません。明らかに緊急性が高い（自殺を図る可能性が高い，他者に危害を加える可能性があるなど）場合や，航空会社のパイロットや高所で働く人が脳波異常を呈した場合，明らかに奇妙な言動が出た場合などです。こうした場合には，事故の発生を未然に防ぎ，労働者自身を保護する観点から早急に職場関係者・家族に伝え，適切な対応を取らなければなりません。

また，同じ自殺願望といっても，ただ「死んでしまいたい」というのと，「首を吊るためにロープを用意しました」というのでは緊急性が異なります。同じように，「憎たらしい上司をぶん殴りたい」というのと，「上司を刺すために包丁を持ち歩いています」では対応が異なり，実際にはその判断に迷うこともめずらしくありません。

さらに，同じ単身の労働者であっても，自宅で暮らしている場合と独身寮にいる場合とでは，職場側のリスクマネジメント（危機管理）は違ってきます。自宅で過ごす場合には，実際に同居家族がいないとしても（もちろん，いるに越したことはありませんが），勤務時間外のことですから，職場側の管理責任は低いでしょう。一方，独身寮などにいる場合は，職場は原則的には勤務時間だけではなく24時間管理責任を負うと考えられます。寮の管理人などがメンタルヘルス管理をする立場にはないので，過度の期待は禁物です。職場側のリスク軽減のためにも家族などに早めに連絡し，相談する必要性があります。

ところが，家族が頑として身内の精神障害の存在やその治療の必要を否定することがあります。家族自身に病識が欠如している場合はもちろん，世間体を気にしたり，身内の精神障害を否定したい否認の心理機制が働いていたり，理解不足によることが多いからです。また，馘首（かくしゅ）を恐れていることもあるでしょう。緊急性が低ければ，性急に事を進めるのではなく，家族を巻き込みながら，退職勧奨の目的でないことを保障しつつ，時間をかけて病気や障害を受容させる働きかけが大切です。

逆に緊急性が高い場合には，職場側の安全配慮義務の視点や，当該労働者の安全確保のために，時には当人の意向を無視してでも家族などに速やかに連絡をとるなど，予防策を講じなければなりません。その判断はケースバイケースでしょうが，こうした究極の判断は時間との戦いにもなります。上司や産業看護職など一個人で判断するのではなく，関係者が合議で検討し，職場側の負うリスクも勘案したうえで対応方針を明確化させる必要があります。そのためには，リスクを評価するプロセスや，合議に参加するメンバーについて，緊急対応マニュアルを整備しておくとよいでしょう。（大西　守）

4　メンタルヘルス相談窓口の社内プロモーション

035 key words

・メンタルヘルス相談窓口　・社内プロモーション　・オリエンテーション

Q わが社ではメンタルヘルス相談窓口を用意しました。利用率アップのための社内プロモーション，オリエンテーションの行い方についてアドバイスをお願いします。

A 大前提として，相談窓口の利用率そのものは指標の1つであり，まず企業側が窓口設置の目的を明確にしておくことが重要です。組織と社員の生産性向上の為の施策か，現状の相談体制の補完機能か，福利厚生の一環か等によって，社内プロモーションの効果的な方法は異なりますが，ここでは一般的な利用率アップの方法を紹介します。

相談窓口を導入したら，はじめに社員に窓口の存在を「知ってもらう」為に，経営者からのトップメッセージの配信，人事からの通達等を行います。さらに社員に窓口を「利用してもらう」為に，全社的アプローチと個別的アプローチを併用した社内プロモーションを継続的に行うのが効果的です。

＜全社的アプローチ＞

多くの企業では窓口開設の周知と利用促進を兼ねた全社的アプローチとして，全社通達後，さまざまな周知を行っていますが，窓口設置の目的の周知やより具合的な利用方法の案内に有効な方法の1つがオリエンテーションです。

■オリエンテーション内容例

①　会社としての窓口設置の背景や目的

②　メンタルヘルス対策の必要性の社会的背景

③　相談窓口で相談できる内容の紹介

④　守秘義務と例外について

⑤　利用方法（Webサイト，電話番号，相談チャネル，利用時間，言語等）

⑥　相談窓口利用の事例

■オリエンテーションのさまざまな開催方法

①　より多くの社員が参加できるような工夫

多様化した働き方やシフト勤務，点在事業所等を考慮して，TV会議形式やイントラネット上での視聴等の工夫も大切です。

②　人事・管理職のみを対象とすることによるラインケア促進

一般的なオリエンテーションは，全社員を対象としていますが，事業部付人事や管理職のみを対象とすることで，メンタルヘルス問題の具体的な取り組み方や相談窓口との連携方法を紹介し，ラインケアを促進することも可能です。

③　他の支援体制のオリエンテーションや研修内での紹介

職場のハラスメントやワークライフ等の問題がメンタルヘルス問題に結びつくことも多いので，コンプライアンス窓口やダイバーシティ推進室等，他の支援体制について周知，利用促進する際に，メンタルヘルス相談窓口もあわせて案内するのも効果的です。また，新入社員，新任管理職，海外赴任予定者向けの研修の中で，それぞれ職場での変化を迎えた際の支援の１つとして紹介するのもよいでしょう。

＜個別的アプローチ＞

全体的アプローチによる周知，利用促進と並行して行うと効果的なのが個別的アプローチです。社員が相談窓口の存在を知らない場合だけではなく，存在は知っていても使い方がわからない，使うべきときに存在を思い出せない，または守秘性や人事評価への影響を懸念して使いたがらない場合等は，個々の社員の状況や事情を知る立場の関係者が個別に相談窓口を紹介すると，社員も安心して利用できるようになります。

■個別アプローチの例

①　ストレスチェック制度のフォローアップの一環として，医師の面接指導を希望しない高ストレス者に対して実施者からの相談窓口利用を促す

②　人事や産業保健スタッフ，他の相談窓口担当，または上司から，問題を抱えていたり，気がかりな特定の社員や部下への紹介（この場合，紹介者から事前にメンタルヘルス相談窓口まで一報することで必要に応じた連携がスムーズになります）

③　特定の異動者や昇格者に対する体験的利用の企画

④　職場でのクライシスや組織変更の影響を受けた（受けそうな）社員への相談窓口の紹介

（浅井和子）

5 ストレスチェック制度の概要と準備

036 key words

・ストレスチェック　・実施者

Q ストレスチェック制度の概要と実施者の選定，必要な組織体制，準備について教えてください。

A まず，ストレスチェック制度の主目的について確認をしておきましょう。ストレスチェック制度は，うつ病や不安障害などの精神疾患を発見するためのものではありません。労働者および職場単位のストレス状況（ストレスの高まりや，仕事上のストレスの要因）を把握し，それを軽減することを主眼としています。

次に，ストレスチェック制度の流れですが，下図をご覧ください。まず，ストレスチェック（質問紙調査）を実施し，その結果を受検者全員に返却します。事業者がこの個々の結果をみることはできません。ストレスチェックの結果，高ストレスと判断された受検者には，医師による面接指導を受けるように勧奨を行います（Ⅲ－6（037）参照）。勧奨に応じ希望した高ストレス

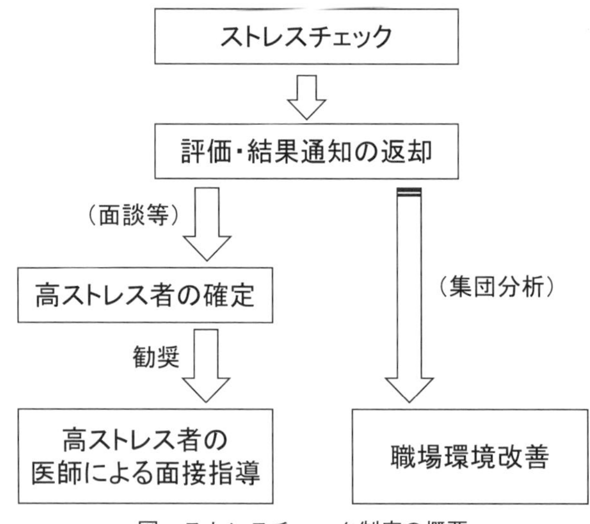

図　ストレスチェック制度の概要

者に対する面接指導の結果は，事業者に報告されます。事業者はそれを確認し，必要に応じて就業上の措置（配置転換，業務内容の変更など）を行わねばなりません。以上が，事業者の義務であり，常時50人以上の労働者を雇用する事業場では必ず行われる必要があります。また，ストレスチェックの結果を職場単位（「職場単位」をどのように区切るかは，事業場に任されています）で集団分析して，職場環境改善に取り組むことも求められています（Ⅲ－7(038)参照）。集団分析の結果については，事業者が確認できます。現在のところ，この職場環境改善は事業者の努力義務とされていますが，産業保健活動としては優先順位の高い取り組みと言えます。

ストレスチェック制度を適切に実施するために，その実務の要となる「実施者」を選任しなければなりません。実施者は，個々のストレスチェックの結果をみることになります。「実施者」となりえる職種は，現在のところ，医師，保健師，一定の研修（産業保健に関する研修）を受けた看護師，精神保健福祉士に限られています。複数の「実施者」を選任することもできます（「共同実施者」と言います）が，その場合には，「実施代表者」を決めます。「実施者」は，産業医が担当するのが望ましいと言えますが，時間がとれないなどの事情で難しければ，外部の医師などへの委託も可能です。当該事業場の人事権を有する者は，「実施者」にはなれません。その他，事務処理を担当する「実施事務従事者」を選任することもできます。

ストレスチェック制度をどのように実施するかについて，各事業場の衛生委員会（安全衛生委員会）などで審議される必要があります。この場を有効に活用し，労働者が安心してストレスチェックを受検し，セルフケアに取り組むように求めるとともに，その結果を職場環境改善につなげ，働きやすい職場環境の形成を推進することが望まれます。

ストレスチェック制度の詳細については，厚生労働省から「労働安全衛生法に基づくストレスチェック制度実施マニュアル」，「ストレスチェック制度関係 Q＆A」が示されていますから，それらをご参照ください。（廣　尚典）

6 高ストレス者の選考方法と面接指導の進め方

037 key words

・ストレスチェック　・職業性ストレス簡易調査票

Q ストレスチェック制度における職業性ストレス簡易調査票による高ストレス者の選定方法と医師の面接指導の進め方について教えてください。

A ストレスチェック制度では，ストレスチェック（質問紙）の結果などから，高ストレス者と判定された受検者に対して，医師による面接指導が行われることになっています。

ストレスチェックにどのような質問紙を利用するかは，事業者に任されており，「職場における心理的負担の原因」（職場のストレス要因），「心理的負担による心身の自覚症状」（ストレス反応），「他の労働者による当該労働者への支援」（周囲のサポート）の３領域の項目を含んでいれば，どのようなものでも構いません。しかし，それらを適切に評価できるという科学的根拠が求められ，厚生労働省からは，職業性ストレス簡易調査票（Ⅲコラム参照）が推奨されています。

職業性ストレス簡易調査票を用いた場合，高ストレス者の判定には２通りの方法があります。合計得点を使う方法と粗点換算表を使う方法です。いずれも，具体的な判定のしかたについては，「労働安全衛生法に基づくストレスチェック制度実施マニュアル」で説明されています。これらによって，いわば機械的に高ストレス者を選別することができますが，最終的な決定は，「実施者」（Ⅲ－5（036）参照）の確認を経る必要があります。また，ストレスチェックに加えて，医師，保健師，看護師，精神保健福祉士あるいは心理職による面接を行い，その結果も加味して「高ストレス者」を確定することもできます。どのような方法を用いるかは，実施者の意見，衛生委員会での審議結果をもとに，事業者が判断することになっています。

高ストレス者に対しては，医師による面接指導の案内（申出窓口などを知らせる）がなされ，申出をしない高ストレス者に対してはその勧奨を行うことも推奨されています。すでに個別指導などが行なわれている者や，医療機関の受療者については，除外するといった対応もできるでしょう。

医師による面接指導では，担当医師は，確認，評価，助言・指導を行います。まず，勤務状況（仕事上のストレス），ストレス反応，その他の心身の状況（生活習慣を含む）などを確認します。ストレスチェックの結果を，その周辺事項も含めて，丁寧に確認すると言い換えてもよいでしょう。次に，高まっているストレスがどの程度業務関連事項によるものか，そして特に抑うつ症状がみられる例については疾病性があるか（うつ病などの精神障害に至っていないか）を評価します。それらを確実に行ったうえで，セルフケアのための指導，（疾病性が疑われる者に対しては）医療機関受診の勧奨，就業上の措置（配置転換，業務内容の変更など）が必要であると考えられる場合には，それに向けた意見の作成を行うことになります。これらに費やす時間は，面接指導の結果の記述も含め，概ね30〜45分程度が一般的であるようです。

疾病性の評価に関して，見逃しの重大性を指摘する声も聴かれますが，ストレスチェック制度の主眼はメンタルヘルス不調の一次予防であることから，それほど臆病になる必要はありません。長時間労働者に対する医師による面接指導と同じように，構造化面接などにより，明らかな不調を見落とさぬよう留意することで足るでしょう。ここの見逃しをとやかく言うのなら，心身の健康障害の発見を目的とする健康診断や，日頃のラインによるケアにおける対応の不十分さのほうが追及されねばなりません。換言すれば，ストレスチェック制度の実施を機に，そうした取り組みがきちんとできているかどうかを見直すことが肝要なのです。

セルフケアの指導の内容としては，睡眠，飲酒，休養，周囲への相談，物事のとらえ方などがあげられますが，いずれにしても短時間で効果を上げることはあまり期待ができません。したがって，それらの実効を高めるためには，フォローアップの指導や集団教育などを企画すべきでしょう。

（廣　尚典）

7 ストレスチェック実施後の取り組み

038 key words

・ストレスチェック　・集団分析　・職場環境改善

Q ストレスチェック実施後の集団分析と職場環境改善の手法について教えてください。

A **<集団分析の手法>**

集団分析の手法としてよく用いられるものとして，総合健康リスクと仕事のストレス判定図を挙げることができます。

総合健康リスクはストレスチェックで把握される４つの職場環境要因，「仕事の量的負担」，「仕事のコントロール」，「上司の支援」，「同僚の支援」の結果数値を計算式に代入して算出される指標で，職場で疾病休業等のさまざまな健康問題が発生するリスクを示す指標です。総合健康リスクは全国平均＝100として基準値が設定されており，100を上回る値であれば全国平均よりも健康問題が発生するリスクが高く（たとえば110であれば10％健康問題が発生するリスクが高い），100を下回る値であれば全国平均よりも健康問題が発生するリスクが低い（たとえば80であれば20％健康問題が発生するリスクが低い）ことを示します。総合健康リスクは「仕事の量的負担」が重いほど，「仕事のコントロール」，「上司の支援」，「同僚の支援」が少ないほど高い値となりますので，総合健康リスクが高い職場では，「仕事の量的負担」を軽減する，「仕事のコントロール」，「上司の支援」，「同僚の支援」を増加させることによって，総合健康リスクを低下させることができます。

仕事のストレス判定図は，総合健康リスクの根拠となる４つの職場環境要因の全国平均との差異を視覚的に把握するためのツールで，集団分析の結果を受領する管理職等が専門的知識なしに内容を理解し，職場の現状を把握することを目的としています。仕事のストレス判定図を読んだ管理職が『自部署の「仕事の量的負担」は全国平均並みだが，「仕事のコントロール」が少ない』，あるいは『自部署は「上司の支援」と「同僚の支援」の両方が全国平均よりも多い職場である』といった理解をすることが期待されています。なお，仕事のストレス判定図と総合健康リスクはストレスチェックで把握される職場環境要因のうち4要因を評価する手法であり，全ての職場環境要因を評価した指標ではないことには留意が必要です。

集団分析の結果は職場環境改善の基礎資料となりますので，職場環境改善を効果的なものとするためには，企画段階で職場環境改善につながるような分析項目を設定しておくことが非常に重要です。たとえば，特定の年代層のメンタルヘルスに課題がある，あるいは特定の役職の負担感が強いといった課題感がある場合には，年代，役職を分析項目として設定しておくことで年代別，役職別の傾向の把握が可能となります。

<職場環境改善の手法>

職場環境改善の手法には，集団分析の結果を各管理職が理解し，改善のためのアクションプランを策定する，結果の良くなかった部署において管理職と従業員が共同して職場環境改善のための検討を行う等さまざまなものが存在します。その実施形式も集団講義形式やワークショップ形式，1対1のコーチング形式等さまざまで，組織の課題，組織風土に応じて適切な手法，形式を選択することが重要です。組織内のノウハウが乏しい場合には，外部のコンサルタントの支援を受けて実施することを検討してもよいでしょう。

職場環境改善を実施する際には，集団分析の結果が管理職の成績表のように取り扱われることを避け，責任追及の場としない場づくりが重要です。そのためには，職場環境改善に参加する管理職に組織全体の傾向と自部署の結果のみを提供する，冒頭で責任追及の場ではないこと，粗探しではなく良い面にも目を向けること，ポジティブな変化を起こすことを目的とした学びの場であることを宣言するといった配慮が必要です。

職場環境改善のためのアクションプランを企画，実行した場合には，実行後のフォローアップの機会を持つことが重要です。進捗状況に加えて実際に実行してみての障害，それを乗り越える工夫等を組織内で共有することでアクションプランの効果が増すと考えられます。

職場環境改善を組織に根付かせるためには，組織全体としての物心両面での支援が非常に重要です。組織のトップや部門長から社内文書や会議冒頭での挨拶等の形で，実施の目的，支援体制を明確に表明することをお勧めします。

（宮中大介）

8 従業員へのストレス対策のアイデア

039 key words

- トランジション・マネジメント
- チェンジ・マネジメント
- ウィリアム・ブリッジズ

Q 当社では，組織が短期間のうちに何度も変更になって，それが従業員の大きなストレスになっているように思われます。こうした問題への取り組みで，いいアイデアがあれば教えてください。

A 組織変更は会社の方針や戦略にそって，計画的に行われます。したがってそれがたびたび変更になるということは，従業員の会社に対する信頼が揺るぎ，不安にさせ，また度重なる変化は従業員を疲弊させます。

企業が合併，買収，再編などのために組織が変更される場合，具体的な内容が発表される以前に社内に噂が広がり，自分の課はどうなるのか，あるいは自分自身がどうなるのかと不安な気持ちが高ぶり，仕事に身がはいらなくなったりします。

いざ，発表されると「自分はこの会社の将来図の中に入っていないように見える」「自分の課は戦略から取り残されているのではないか」など，未来に対する不透明さが社員の疑惑や不安を増幅させます。このように大きな変化が起き続けると，普段は健康な人でも，ストレスがかかって，メンタルヘルスの変調をきたすことがあります。このようなことを予防するためにも，また，変革をスピーディに成就させるためにも，社員の不信感や不安感をできるだけ早く，克服させることが大事です。

欧米のグローバル企業では，組織変化後の社員が心理的な変化を受け入れて適応するためのトランジション・マネジメント（transition management）研修を行い，社員が早期に混乱から脱して，新しい組織の体制を受け入れ，仕事に注力し続けることを支援しています。つまり変化に押しつぶされるのではなく，積極的に変化に対応して，変化の効果をあげることを目的としています。例として，ウィリアム・ブリッジズ博士の研修の概略を以下に示します。

<トランジション・マネジメント研修>

第１ステップ：組織の経営層，管理職層を対象に研修を行い，現在自分たちの心が３段階※のどこの段階にいるかをマッピングします。その段階から一段階上に進むためのコミュニケーションの内容，方法の工夫，また不安を感じている社員のモラールを高めるための方策などを示します。

第２ステップ：コンサルタントが，影響を受けた組織の社員に対しヒアリングを行って，組織変化の彼ら自身への影響，特に不安を感じている部分や，会社への忠誠心，職場のモラールなどについてヒアリングします。企業規模によってはヒアリングセッションを複数もつ必要があります。

第３ステップ：社員に組織変化を受け入れられるプロセスを促進するためのセミナーを行います。社員が変化に対する自分の気持ち――最初は怒りや拒否する気持ち――を整理し，次に混乱を脱して新しい組織や仕事を受け入れるように導くセミナーです。ここでは，心のトランジションの理論を学ぶと同時に，参加者は個人演習を通して，今までの人生で経験した大きな変化を振り返り，今回の組織変化を自ら積極的に乗り越える方法を見出すことができるようになります。（市川佳居）

※　William, B. は，組織変化の過程で誰もが経験する心理的段階を３つに分けています。すなわち，終末期，中間期，新しい始まりの３段階です。

第１段階は古い体制や仕事のやり方を放棄し，これまでのチーム仲間と決別する時期。

第２段階は古いことが終わったことは理解しているが，新しい体制の下での日々の仕事のプロセスが定かでなかったり，まだ固まっていないため，社員が混乱している状態。ペン１本注文するのにもどの上司に承認を得ていいかわからない，ということも起きうる。

第３段階は新しいことの始まり。新しい体制のもとで仕事にも慣れ，仕事に充実感を再び感じ始める時期です。

William Bridges　http://www.wmbridges.com/

9 EAPの動向

040 key words

- 国際EAPコンサルタント（CEAP-I）　・EAPA（国際EAP協会）
- 産業医科大学によるCOA方式メンタルヘルスサービス機関機能認定（MH認定）

Q 最近のEAP業者や提供されているサービスの動向，業者の選定方法等について教えてください。

A 多様化する企業のニーズにあわせ，EAP機関のサービスの範囲は広がってきています。最近のEAP業者の主なサービスメニューを一次予防，二次予防，三次予防という観点から下記の表のようにまとめました。

<EAPのサービス領域>

一次予防	ストレスチェック／組織診断／セルフケアツール／教育コンテンツ／研修ウェルネスプログラム
二次予防	対面カウンセリング／電話カウンセリング／オンライン・カウンセリング／ワークライフ・サービス相談／ハラスメント防止窓口／海外赴任社員対応
三次予防	休職支援／復職支援／復職プログラム／リワーク／惨事のストレスケア

また，体制作りとして，健康経営コンサルティング，産業保健体制コンサルティング／職場環境の改善／組織の風土づくり／産業医紹介なども多くのEAP業者のサービスに加わってきています。

<EAP業者の選定方法>

(1)　サービスの中身：EAPは職場のメンタルケアを支援するプログラムで，従業員の心を扱うわけですから，EAP機関の選定には細心の注意が必要です。対面相談サービスに関しては，カウンセリングルームの場所が会社に近いか，地方の社員も相談できる場所があるかなどを確認しましょう。会社が都心から離れていて，近くにEAP会社がない場合などは，訪問カウンセリングサービスを考慮するとよいと思います。また，社員の悩みの特徴を

EAP 会社に伝え（借財の問題が多い，女性が多く，育児・介護の問題が多いなど），問題に合った専門家がそろっている EAP 会社を選択しましょう。

⑵　サービスの品質：EAP は見えないサービスですので，サービスの質については外からわかりにくいのが現状です。EAP サービス品質を判断するにあたり参考となるものとして，EAP サービス業者でもなく，サービス受益者でもない，中立的立場の産業医科大学による COA 方式メンタルヘルスサービス機関機能認定（MH 認定）があります。MH 認定は EAP 業者のサービスの客観的な外部指標として存在する国内唯一の認定制度です。MH 認証の目的は，メンタルヘルスサービス機関の質の向上と企業にとって本当に必要なメンタルヘルスサービス機関を選定し，良好な連携を行える環境を整備していくことです。

MH 認定はもともと，北米の COA（Council on Accreditation）という機関が EAP をはじめとし，クリニック，福祉施設など，ヒューマンサービスを行う機関のサービス認証を行っており，産業医科大学が COA とライセンス契約をして日本の文化や法律に適するような日本版を作成して国際 EAP 協会（EAPA）と連携して展開している制度です。認定基準は，①運営と管理，②サービス提供管理，③サービス基準です。③のサービス基準では，ショートカウンセリング，教育・研修，管理職向けコンサルテーション，職場復帰支援，メンタルヘルス調査（ストレスチェック）について認定が行われます。

⑶　EAP スタッフの資格について：国際 EAP 協会では CEAP-I（国際 EAP 協会認定 EAP コンサルタント）の資格認定制度を設けています。また，もう少し簡単に取得できる資格として，EAP コンサルタント技能検定を行っています。

⑷　データセキュリティ：EAP は機微な情報を扱います。EAP と契約する場合は，社内のセキュリティの基準を EAP 業者が満たすか，プライバシーマークを取っているかなどを目安にするとよいでしょう。　（市川佳居）

産業医科大学による COA 方式メンタルヘルスサービス機関機能認定（MH 認定）　http://www.uoeh-u.ac.jp/medical/hoshms/mh.html

10 メンタルヘルス対策の社会的責任と経済効果

041 key words

・メンタルヘルス対策

Q メンタルヘルス対策を社内で推進するにあたり，社会的責任や経済効果について説明を求められるのですが，情報をいただけますか。

A 2006年の自殺対策基本法施行以降減少を続ける日本の自殺者数は，2016年に22年ぶりに２万２千人を下回った一方で，職業別では依然，被雇用者が一定数を占めています。また労働者の約６割が職場起因性のストレスを感じ，2012年の精神障害の労災認定基準の改正以降，その請求件数，認定件数ともに年々増加傾向にあります。このような職場を取り巻くメンタルヘルスの現状を踏まえて，メンタルヘルス対策に関する企業の社会的責任や経済効果について説明します。

<行政の動向と法的要件>

2010年閣議決定された新成長戦略において「メンタルヘルスに関する措置を受けられる職場の割合」を100％，第12労働災害防止計画（誰もが安心して健康に働くことができる社会を実現するために）において「2017年までにメンタルヘルス対策に取り組んでいる事業場の割合を80％以上とする」とする目標を掲げています（図１参照）が，2015年時点でメンタルヘルス対策に取り組んでいる事業場の割合は，59.7％と行政目標に達していません。

行政は，全国の「メンタルヘルス対策支援センター」による事業場の取組支援や，働く人のメンタルヘルス・ポータルサイト「こころの耳」等（Ｉコラム参照），企業の支援施策を強化しつつ，企業に対しては，組織体制の強化と予防の観点からメンタルヘルス対策推進を求めてきました。2015年12月には改正労働安全衛生法に基づくストレスチェック制度が施行され，企業としては当然こうした法的要件を満たすことが必要です。しかしながら，労働人口が減少傾向にある日本において，社員一人ひとりがメンタルヘルス不調に陥る前に健康的かつ継続的に生産性を発揮しつづけられる職場環境を構築していくことは，各企業の社会的責任の観点でも大変重要です。

<グローバル企業から見る今後の方向性>

図１　メンタルヘルスに取り組んでいる事業場割合

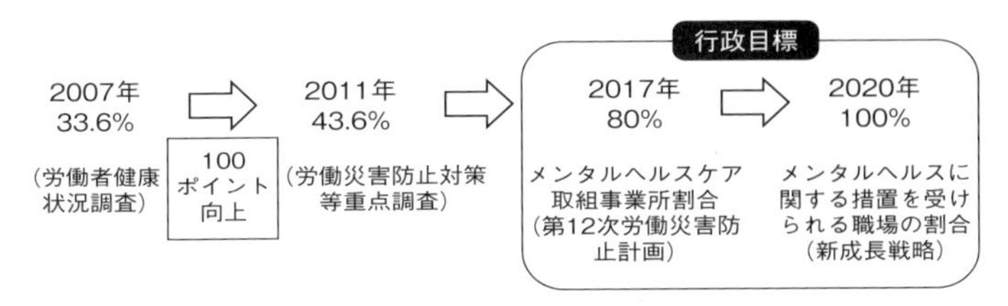

図２　メンタルヘルスに関連する動向：グローバル企業対策

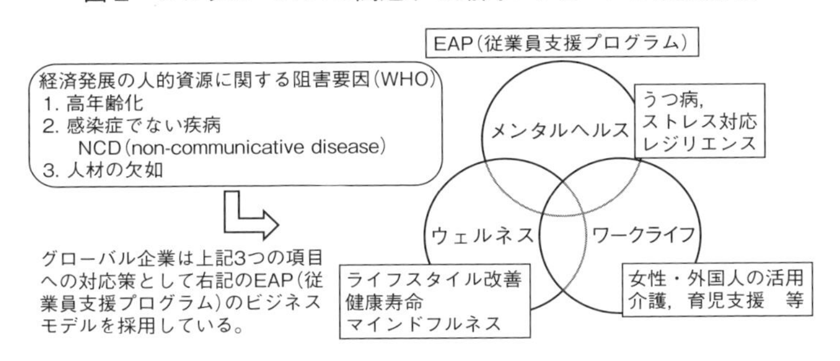

WHOでは，経済発展の人的資源に関する阻害要因として「高齢化」「感染症でない疾病」「人材の欠如」を挙げていますが，グローバル企業ではこの３点への対応策として，「メンタルヘルス」「ウェルネス」「ワークライフ」を軸としたEAP（従業員支援プログラム）のビジネスモデルを採用し（図２参照），職場の生産性，健全な経営の維持向上を目指しています。その背景にあるのが，プレゼンティーズム（疾病就業）への着眼です（社員が出勤していても，何らかの不調のせいで頭や体が思うように動かず，本来発揮されるべきパフォーマンスが低下している状態）。メンタルヘルス同様に，社員の身体的健康や個人的問題はプレゼンティーズムに影響を与えます。こういった社員の課題を企業として解決支援する仕組みを構築することで，グローバル企業は社員や自身の組織の継続性と成長を目指しています。

日本においても，「メンタルヘルス」の問題から更に発展して，社員の「ウェルネス」や「ワークライフ」を支援することが，健康経営や働き方改革推進の観点からも，また医療費や社会保障費の削減の観点等からも，社会的責任を果たし，経済効果をもたらすと言えるでしょう。　（浅井和子）

11 外国人労働者の健康管理，介入，対応の実際

042 key words

・外国人労働者　・グローバル化　・多文化間精神医学会
・多文化ストレス　・多文化精神科クリニック

Q 私の会社では外国人労働者がたくさん働いています。メンタル面を中心に，職場での健康管理のあり方や危機介入の実際について教えてください。また，精神科で多文化外来もできたと聞きましたが。

A グローバル化が進んだ職場では，直属上司や部下が外国人であることもめずらしくありません。ただ日本の中でも地域によってかなり差があります。首都圏や中京地区では，外資系の欧米企業や日系ラテンアメリカ人の働く工場が多く，それ以外の地域では，中国，ベトナムといったアジアの技能実習生が働く企業が多くみられます。そうした外国人が多く働く企業の困りごとは，言語，文化，生活習慣の違いからくるコミュニケーション不足が中心です。一般的には上司が日本人であり，それゆえ部下のメンタル的状態を知るには，言葉だけでなく，彼らの表情や態度の変化などの，非言語的コミュニケーションの微妙な変化を察知することも大切です。

職場に外国人が増加している今日，両者のトラブルあるいは外国人の個人的悩みや心配事が生じたときに，社内でいかなる対応が可能なのか，それについては，いまだにマニュアル化されたものはないというのが現状です。一般的に，職場で外国人が精神的不調になると，日本語をほとんど喋らなくなります。したがって，グローバル化された職場では日本人と外国人がともに快適に働けるような職場づくりをしておく必要があります。保健管理センターには多文化社会（国籍・人種・宗教など）に理解をもつ人員を配置し，人事部門の人たちと共有できるシステムを作っておくことが有効です。

最近では，企業の保健管理センターが，外国語対応が可能な精神科医療機関やEAPと連携するケースも見られます。そうした医療機関やEAPは，単に精神的不調になった外国人を直接的に支援するだけでなく，予防のための外国人対応のメンタルヘルス講座や研修を社員に行うという流れも出てきています。

日常的なメンタルヘルス対策としては，言語，文化，生活習慣，宗教，気候などいろいろな次元で，多文化ストレスに晒されていることを考慮し，職場環境はもちろんのこと，場合によっては，在留許可や家族関係などの日常生活面の困難さを支援できる体制を作り上げておくことが必要です。

多文化的職場におけるコミュニケーションの問題は，職場内でコミュニケーションに齟齬が生じると，言語が利用できないため，その齟齬はいつまでたっても解消されません。それを防ぐためには，職場内に通訳ネットワークを構築しておく必要が考えられます。日本人にとって当たり前の生活習慣も，外国人がそれを求められれば，多文化ストレスになります。しかし，そうした生活習慣の違いも，丁寧な説明でトラブルは解消されます。外国人の異文化適応については，新鮮で物珍しさを感じる最初の数か月，それが過ぎると多文化葛藤が表面化し，異国の悪い面が見えてきて批判的になり，不満が増してきます。ですので外国人に対しては，数か月に 1 度の面接を行い，適応の状況を見て，その状況に合わせた面談や支援が必要と考えられます。

一方，精神疾患が急性に発症するケースも見られます。抑うつ状態，パニック状態，急性錯乱状態，躁状態，自殺未遂などいろいろありますが，早期の対応が必要です。産業医を通して，外国人の診察可能な医療機関を探します。最近では外国人を積極的に診る多文化クリニックもありますが，一般的には，AMDA 医療情報センターや，東京であれば東京都医療機関案内サービス“ひまわり”を利用するとよいでしょう。あるいは多文化間精神医学会のホームページにも医療情報が掲載されています（巻末資料参照）。

しかし外国人労働者，特にアジア圏の多くの人たちは精神科を受診することに抵抗を示します。また，外国人は言葉が不自由なため精神的問題が身体化しやすいとも言われています。したがって，精神面の不調だけでなく，体調不良も精神的ケアをしていく上では必要です。入院を必要とするような状況であれば，地元の保健所や精神保健福祉センターとの連携が必要となります。医療費に関しては，外国人労働者や技能実習生は，ほとんど健康保険に加入しているので問題ありませんが，まれには無保険という労働者もいます。健康保険に未加入の場合には医療費未払いといった事態も予想されるので，人事部での対応が求められます。

（阿部　裕）

12 海外赴任者のメンタルヘルス支援

043 key words

・海外赴任者　・JAMSNET 東京

Q 海外赴任者のメンタルヘルス支援について，最近の動向を教えてください。

A 海外赴任中は図のような心の変化を経験するといわれています。赴任が決まると引越しの準備，子どもの学校の準備，外国語のレッスンに通ったり，期待と不安が混在した気分になります（ステップ1）。赴任直後はすべてが新鮮で日本と違うことが良いことに見え，興味を持って接することができます。このハネムーン期という時期は，あまり長くは続きません（ステップ2）。次にくるのはカルチャー・ショックです。現地の習慣のいやなところが気になり，また，日本の生活や親しい友人などが恋しくなります。場合によっては孤独になって落ち込んだりします（ステップ3）。次にはカウンセラーや精神科医などの専門家の支援が必要な方がいます（ステップ4）。その後，現地の生活に適応し，（ステップ5），現地文化を受容し，仕事

図　異文化適応のサイクル

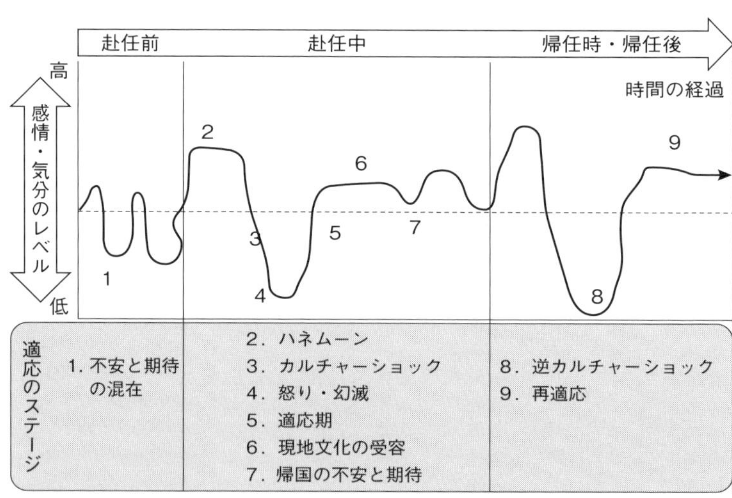

Oberg 理論より著者作成

においても生活においても，住めば都というように，快適な生活を送ります（ステップ6）。海外赴任の期間は3年から5年が多いのですが，帰任が近づくと，帰国の準備で忙しくなります。帰任先の部署の調整や，家族は帰国子女として入学できる学校の受験準備，また現地の人とのお別れ会などが忙しくなる理由です（ステップ7）。帰国後はそれと反対に一瞬，慣れ親しんだ海外の友人や同僚から切り離されますので，生まれ育った日本に戻っても，浦島太郎になったように，孤独感を少し味わいます。逆カルチャー・ショックといって，日本の習慣や生活，仕事のやり方に違和感を覚えることもあります（ステップ8）。人によってはこの時期に，海外に戻って転職する方もいるくらいです。その後，日本の生活にも再適応し，海外で培ったスキルや異文化適応力をうまく生かしていく時期がきます（ステップ9）。

ここで参考までに，著者が今までに赴任者へのカウンセリングや研修という形で心のケアをしている中で作った海外赴任成功の十か条を紹介します。

1．異文化適応サイクル（図）を理解し，健康な人間の正常な反応だととらえる。
2．今回の赴任で人間的に成長するための仕事以外の個人的目標をもつ。
3．家族の成功は自分の成功と思って，配慮する。
4．駐在日系コミュニティはともすると密になりすぎるが上手に活用する。
5．あなたの駐在は現地社員にとっても一大イベントであることを理解し，現地の社員に配慮する。
6．邦人上司・部下との関係は日本よりも親密なので，適度な距離を保つ。
7．駐在中は，飲酒量が増加したり，食事が偏ったりするので，配慮する。
8．海外で頼りになるのは家族なので，家族との時間を大切にする。
9．日本とのコネクションも大切にする。
10．自分を落ち着かせリラックスする方法を持つ。

（市川佳居）

JAMSNET 東京　http://www.jamsnettokyo.org/
日本渡航医学会　http://jstah.umin.jp/
Group With　http://groupwith.info/htdocs/index.php
多文化間精神医学会　http://www.jstp.net/

13 被災した社員の心のケア

044 key words

・災害　・巡回支援　・定期支援　・心理教育

Q 職場が大地震の被害を受けました。このようなときには，社員への心のケアが必要だと聞いたのですが，内容を教えてください。

A 大地震に限らず，自然災害は日本の職場の重要なテーマです。事業継続計画（BCP）を作って備えている会社も多くあると思います。このようなときにできる心理ケアを発生から時間軸を分けて説明します。

①発生から12時間以内（第１ステージ）

この時間内で行うことは以下の３項目です。各項目の心理的支援に触れながら説明をします。

A）社員・職員の生存，安全確認，その家族の生存，安全確認：自分の家族の安否が不明な人は業務に集中できません。社員と家族の安全確認だけをする担当者を決めることは，家族の安全が確認できていない人が仕事に少しでも集中することにプラスです。

B）災害対策支援チーム編成とシフト：事態によっては不眠不休で業務を遂行することが求められる仕事があります。このような事態でも休憩，休息を取ることができるように勤務管理をする担当者がいることが理想的です。

C）ライフラインの確認：日本国内では自衛隊などの公的支援が動き出しますから，たいていの場合24時間自力できりぬければ何らかの物資やライフラインのルートの見通しが立ちます。事業継続や会社の災害支援対策チームが継続的に機能するために必要な物資確保に始まり，社員とその家族への物資配分の見通しも検討します。会社がライフラインを用意しようとしていることは働く人にとっては安心できる情報となります。

②12時間以降72時間以内（第２ステージ）

この時間経過のステージになると，災害の内容，被害の状況，被害を受けた社員，家族の情報が増えてきます。下記の２項目を支援として加えることができます。

A）情報発信・定期連絡：社員・職員，家族の安否確認の状況を共有します。掲示板，電子掲示板，メール配信などできるかぎり多くの人に伝わる方法を選びます。災害対策支援チームの動向も定期的に発信されることをお勧めします。

B）支援者支援と被害者支援：職場の心理支援は地震の被害を受けて，ショックを受けている社員への心のケアもあれば，災害対策支援チームに勤務する人々が健全な精神状態を保ちながら業務にあたることを支援する２つの局面があります。心理の専門家も被害者支援を中心にする専門家もいれば，支援者支援を専門にする専門家もいます。

③ 4日目以降

この時期になるとライフラインの見通し（良くも悪くも）がより明確になります。ここからは以下のような項目を追加して心理支援の幅を広げていきます。

A）事業継続方針：会社の存続は従業員の大きな関心事となります。明確な方針が未定であっても，未定であるが検討していることを共有することは心理的な安心材料になります。

B）巡回支援：避難所や自宅待機の社員や家族を専門家が巡回支援することは被害者支援に有効で正確な現状把握になります。この業務を担当するのはできるだけ２名のチームで巡回することが理想です。

C）定期支援：会社から「心理支援があるので，利用してください。無料です。守秘義務があります」という情報が耳に入ることで，各自が自分の気持ちの内側を一瞬でも見つめますので，メッセージが有効といえます。

D）心理教育：事業再開の見込みが立ち，職場に再度集うことができるようになったら集合教育を30分でもいいので設けてください。こういうときに人の心と体におきる状態のメカニズムの説明を受け，仲間と意見を交わす場が用意されることが心理支援として大変有効です。　（西川あゆみ）

14 事故による死傷者が出た場合の心のケア

045 key words

・事故　・死傷者　・心のケア

Q 職場で大きな事故が起きて，死傷者が出ました。このようなときには，救出作業にあたった社員への心のケアが必要だと聞いたのですが，内容を教えてください。

A 職場の業務の性質から事故を防止する努力をしても，起きてしまうのが事故です。小さな事故でも大きな事故でも心理ケアは欠かせない支援となります。特に事故の中心に関わる経験をした人への支援は重要です。その理由と目的を説明します。

大きな事故があった職場もいずれ事業を再開することになります。即再開しなくてはならないこともあるでしょう。この職場の使命を遂行するのは「人」です。会社としては同じ事故は避けたい，できれば事故前の稼働に戻したい，という期待があるのも当然のことです。ですから事故を経験した社員・職員への心理支援は健全な事業継続をするために重要です。

業務に戻る日までに何らかの心理支援を受けるような仕組みが最低限あるとよいでしょう。できれば産業医と心理カウンセラーの意見を聞いて，どのように仕事に戻る指示をするのが理想的なのか判断する材料としてください。職場に戻って別の事故が起きかねない場合は戻さない判断，特別な時短勤務の判断を検討してください。

産業医やカウンセラーの判断として復帰可能で働き始めたとしても復帰から半年程度は心理状態をモニターできるように，産業医や心理支援者から定期的に（2週間に1回～1か月に1回程度）面談して，業務遂行上，心理的に心配がないかを確認します。この時のカウンセリングは業務遂行上問題ないかという判断がその目標です。

通常の長期的カウンセリングとの違いについて専門家の意見は分かれていますが，救出作業の経験に焦点をあてて，心理的ダメージの範囲を考えます。事故からの時間経過によっても状態が変化します（良くも悪くも）ので，それに影響を受けて業務遂行が心理的に安全か確認します。

一般的には死体に触れた人，過去半年から１年に同様の事故経験がある人，過剰な自責感，罪悪感，自分の死にたくなるような無力感などが過剰にある場合には，職場に戻す際の工夫が必要です。

救出作業時の温度，におい，自分の手や足の感覚，そのときの姿勢などがトリガーになって仕事に集中できない人がまれにいます。もちろん時間の経過とともにやがて大体の人は折り合いをつけて職務に戻ります。専門家がいなくても会社ができることは，同じ経験者が集まってその体験について語れる場を設けておくことです。救出作業中に失禁する人もいるのですが，他の仲間にもそういう人がいることを知ることで，自分を恥じている部分が中和されていきます。現場に戻るのが怖いということも恥ずかしくて会社には言い出せません。同じ気持ちをもつ仲間の発見は恥を勇気に変えてくれます。このような情報交換が自然発生的にもできるような場所だけでも設けられると助けになります。その場にデブリーファーという専門家がいるとグループ支援が効果的となり，その後の個別支援計画が容易になります。

さて，それでは救出作業に関わらなかった人は問題がないのか，何もしなくていいのか。筆者としてはなんらかの支援提供を推奨します。Ⅲ-13(044)でも触れましたが，事故・事件のときは社内に情報が錯そうします。マスコミの情報のほうが早い場合もあります。二次災害防止のためにも会社全体の支援は必要です。

最後に，救出作業に当たった勇気ある人たちにとってその行為が認められ感謝されることが重要であるといわれています。なぜ救えなかったか，もっと何かできたのではないか，ということは当事者の中でもグルグルと渦を巻いているところで，周囲から同じことを言われるよりは，「ありがとう，一人だけでも助かってよかった」というメッセージや会社のトップからは「勇気ある行動に感謝する」ということが伝わることが効果的な心理ケアです。

（西川あゆみ）

15 職場におけるLGBT

046 key words

・LGBT ・ジェンダー

Q 職場におけるLGBTが疑われる労働者への対応について具体的なアドバイスをお願いします。

A LGBT（エルジービーティー）（lesbian, gay, bisexual, transgender）は近年注目されている言葉です。職場の多様性やインクルージョンという表現が使われることがあります。電通の統計によりますとLGBTは7.6％の割合で存在します。身体の性，心・気持ちの性，好きになる対象相手の性，アピールしたい性があり，それぞれは白黒はっきりしているのではなく，グラデーションの中に自分がいるという考え方です。

日本は差別を禁止しています。企業の制度面でLGBT結婚，出産などの人生の節目に手当を支給する制度を準備する会社もあります。同性婚を認定する取り組みをしている自治体もあります。

今回は米国のEAPコンサルタントで特にLGBTに造詣の深いキャロリン・ラックさんのLGBT Support in the Workplace（職場のLGBTQ支援）に関する最新の記事から，LGBTに関するファクトという部分を和訳引用しながら考察します（Ruck, 2017）。

ファクト：性転換経験者のほとんど，その自分の性別のアイデンティティに対して差別を受けています。差別の標的となり，同性愛恐怖症や嫌がらせを経験しています。

ファクト：性転換のプロセスはある日突然変化するのではなく，1年以上の月日をかけてトランジションするプロセスなのです。自己開示はたいていのこのプロセスの後半にされることが多いです。医学的な見地からも最低1年間はカウンセリングが必ず提供されます。まずは身近な人から，家族，ご近所そして職場で自分の新しいジェンダーの外見を徐々に受け入れてもらえるように支援します。

ファクト：ジェンダーのアイデンティティはイコール性的嗜好を表すものではありません。誰もがそうであるように，異性，同性，両性，無性のそれぞれの嗜好があります。ジェンダーアイデンティティはその人の在り方です。プライベートな性的嗜好を表すものではありません。

ファクト：手術はその人の心の内側，気持ち，経験に合わせるために行います。ですから精神分析的カウンセリングは全体のプロセスに欠かせない支援です。

上記のファクトは人の個性を理解するうえで重要で，差別や排除の思想に傾斜を妨げる事に役立ちます。

日本には心の性と体の性を一致させることを推奨する「性同一性障害者の性別の取扱いの特例に関する法律」があります。これはある意味「こころの性」を否定していますので，世界の先進国から疑問視されている法律です。

国内で具体的にはいくつかのLGBTを支援する団体がありますので文末に紹介します。当事者として名乗り，支援をしている大事な団体です。職場でまだどのような対策を講じていいのか，何をしていいのか分からない場合は文末のような団体にコンタクトして，講義，講演を依頼してみることをお勧めします。

職場における準備としては，規定やマニュアルの見直しから始まるでしょう。

更衣室，トイレ，シャワールーム，健康診断，社内のソーシャルネットワークなどはLGBT対応でしょうか。自己開示を受けたその日はすぐに対応ができてなくて当然です。大事なことは互いに受け入れ，協力しあえる日を目標にして，その日にできることからやります。差別や排除に集団が傾かないように，働きかけながら，時としてカウンセラーや産業医の支援を利用しながら介入し続けることが大切です。（西川あゆみ）

虹色ダイバーシティー　http://nijiirodiversity.jp/

グッド・エイジング・エールス　http://goodagingyells.net/

R. Carolyn (2017). LGBTQ Support in the Workplace. EAP News Brief. INTERNATIONAL EAP ASSOCIATION.

16 産業保健スタッフによる外部医療機関の紹介

047 key words

・医療情報提供書　・紹介状　・プライバシー保護　・守秘義務

Q 産業保健スタッフが外部の相談機関や医療機関を紹介したり依頼する際の，留意点やその実務について教えてください。また，上司などには，どの程度まで協力してもらえばよいのでしょうか。

A 前提として，職場の産業保健スタッフ自身が，地元にどういう専門機関・相談機関があって，そこにはどういう専門職種がいて，どういう機能や役割をもっているかを日頃から勉強しておく必要があるでしょう。実際には，関係する研修会や研究会が情報源となったり，インターネットの検索なども考えられます。SNS（ソーシャル・ネットワーキング・サービス）の活用も考えられますが，主観的な内容や評価も含まれていますので，注意が必要です。

普通に，「適当な精神科に行きなさい」という紹介と，「○○病院精神科の××先生は親身になって相談に乗ってくれますよ」「◇◇療法を施行している△△診療所はどうですか」といったアドバイスとでは，その情報提供の質はまったく違ってきます。

ただし，重要な点はⅢ－2（033）でも述べましたように，当該労働者から紹介依頼があった場合を除いて，職場側から一方的に特定の医療機関や特定の医師を指定すると職場側はリスクを負うことになる点です。職場が指定した精神科医療機関にかかっても改善されない場合，当該労働者から「会社が指定した医者にかかったのに良くならない。改善しないのは会社の責任だ」と職場側に責任を押し付けられる危険性があるからです。そのため，原則的には当該労働者・家族自身で探してもらうか，複数の医療機関を紹介して選択してもらうといった配慮が必要です。

職場関係者が外部機関を紹介する際ですが，健康管理センターが医療機関として登録されている場合には，医師による医療情報提供書（健康保険の査定可能）となり，それ以外の場合は紹介状という位置づけになります。

まず，依頼目的を明確化させる必要があります。「よくわからないから外部に依頼する」という現実もありますが，外部機関にどういう役割を期待するかを職場関係者間でよく話し合う必要も出てきます。何と表現したらよいのかわからない場合もありますが，事例性に即して職場で困ったり心配している具体的な事実を客観的に記述して依頼すればよいでしょう。

具体的な依頼内容としては，診断の確定，セカンドオピニオン，精密検査（脳 CT 検査，脳 MRI 検査，脳波検査，心理テストなど），治療（薬物療法，精神療法など），当事者への専門教育（アルコール依存，うつ病，発達障害），リワークプログラムの実施，家族への病気に関する説明などさまざまな内容が想定され，可能な限りより具体的な内容が望まれます。依頼内容が具体的であれば，その対応もより的確なものとなります。

親しい関係にある外部機関への依頼は，口頭や電話 1 本で済まされることも少なくありません。そうした場合でも，文書による依頼（紹介状，医療情報提供書）は不可欠です。日本の医療・保健分野の慣習として，文書で依頼があった場合には文書でもって返答されるのがほとんどだからです。依頼したものの，その後の経過が不明になるといった事態を避けるためにも，文書での依頼を心がけたいところです。また，文書で依頼したにもかかわらず報告が無い場合には，文書での回答を求めやすくなるでしょう。

また，医療機関への依頼は守秘義務や個人情報保護の視点から，守秘義務を負う医師など同一専門職種からの依頼が好ましいと考えます。そのため，産業医や嘱託医などに簡単でもよいから一筆したためてもらうとよいでしょう。非常勤医に頼むと，多忙や事情をよく知らないことを理由に難色を示されることがありますが，1 行でもよいから依頼文を書いてもらい，それに産業看護職や産業カウンセラーなど関係者が説明文や資料を添えるのが現実的なやり方です。

したがって，実際には上司が同行受診する場合もありますが，外部機関とのやり取りは，原則的に産業保健スタッフ枠内で行うのが望ましいです。

このように，一連の問題解決や対応の過程は文書で残されることで，関係機関や職場でのさまざまな記録を一括して収集・保管することがプライバシー保護と継続的な経過観察の観点からとても重要です。　（大西　守）

17 産業医と事業場の意向が異なる場合

048 key words

・産業医　・診療行為　・個人情報

Q 当事業場の産業医は診療ばかりを重視して，本来の産業医業務に取れる時間が少なくなっています。どう対応すればよいでしょうか。

A Ⅰ－7（007）で述べたように，労働安全衛生法で規定されている産業医の職務には，診療（治療）行為は含まれていません。しかしながら，従来診療業務に多くの時間を割いてきた産業医は少なくありませんし，現在もなお，たとえば常勤の産業医でさえ，午前中は診療，午後に本来の産業医業務を行っているといった事業場が散見されます。貴事業場の産業医も，本来の産業医業務ではないことを知りながら診療行為を続けている可能性が高いと思われます。診療は長い間臨床の場に身を置いてきた医師にとっては，最もとっつきやすい専門的行為でしょうし，診療を行ってこそ医師である，あるいは医師である以上，健康障害をもった人が近くにいれば診療を行うべきだ，といった思いがある可能性も否定はできません。しかし，ここではそうした産業医の内面を考えるのとは別に，産業医が診療行為を行うことのメリット・デメリットを整理してみましょう。

まず，産業医が診療を行う主なメリットとしては，①労働者の利便性，すなわち事業場外の病院や診療所に通う手間，時間を省くことができる（これは，ライン管理，労務管理にとってもある面でメリットと言えます），またこれに関連して，早期受診により治療経過がよくなる例がある，②当該労働者の職場や勤務状況をよく理解した医師が主治医となることで，より適切な診断・治療が行われることがある，の２点があげられます。特に，地域の事情から事業場の近隣に医療機関が少ないところでは，利便性のメリットは小さくないと言えましょう。また，診療行為を通じて，労働者からの信頼が高まる，あるいは労働者との情緒的な距離が縮まるという見方もありますが，そうしたことは本来の産業医業務を遂行していく中でも十分得られるはずです。

他方，デメリットとしては，本来の（労働安全衛生法で規定されている）産業医業務を行う時間が圧迫される他に，①産業医が診療の場で知りえた情報を産業保健活動の場に持ち込む（たとえば，就業制限や配置転換を行うべきであると事業者に勧告する，あるいは逆にその必要があるとわかっていながら勧告しない）ことに問題が生じかねない，②診療において医師－患者関係がうまくいかなくなった場合に，産業医としての活動にも支障が出る可能性がある，③あからさまにではないにせよ，他の医療機関でなく事業場内で受療するようにという圧力がかかることがある，などがあげられます。

産業医が職場で診療行為を行うか否かを決める場合には，こうした両面を関係者でよく話し合うべきでしょう。最近の傾向としては，過重労働による健康障害の防止対策における長時間労働者の面接指導，ストレスチェック制度への関与など，ほとんどすべての業種で，産業医の行うべき業務が増加していることに加え，個人情報管理の面（デメリットの①に関連）からも，産業医は原則として診療行為を行わないようにする事業場が増加傾向にあるようです。

多方面から事業場内での診療を要望する声があるのであれば，当該産業医の勤務時間を少し減らし，他の医師を診療医として招聘する手もあります。それは近隣の他事業場の産業医に依頼してもよいかもしれません。これによって，デメリットの①と②は回避できそうです。

診療行為に関する産業医の考え方と事業場の望む方向が異なる場合には，こうした点について具体例を交えてよく話し合いを行うべきでしょう。同業他社や同等規模の事業場の情報を入手し，参考にするのもよいでしょう。

そうした過程を経てもなお，産業医が事業場の意向に反して診療行為に固執するのであれば，残念ながらその産業医と貴事業場はミスマッチだと言わざるを得ません。それ以上産業医契約を続けることは，両者にとって不幸であると思われます。

（廣　尚典）

18 事業所に精神科医を招聘する際の問題点

049 key words

・産業医　・一次予防　・職場内診療所

Q 当事業場内にはすでに診療所があり，週1回来所する産業医が診療にあたっています。全社的にメンタルヘルス対策にも関心が高まってきたため，事業場の幹部が，新たに精神科医を招聘し，そこで不眠症やうつ病の治療をしてもらったらどうかと提案してきました。こうした考え方に問題はないでしょうか。

A 産業保健活動の大きな目的として，一次予防（教育・啓発活動），二次予防（早期発見・早期治療），三次予防（リハビリテーション）が考えられます。戦後しばらくは，日本の医療基盤が乏しかったこともあって，大手企業・組織では自前の病院・診療所を整えることに力が注がれました。また，身体的な労働災害や，後にガン対策などに力が注がれてきたことも関係しています。そのため，産業保健活動も二次予防，とりわけ診療活動が中心になっていました。

しかしながら，日本の経済構造や医療事情が変化した結果，これからの産業保健活動の中心は，一次予防と二次予防のうちでも早期発見，さらには三次予防へと変わってきました。メンタルヘルス領域に限らず，労働者の日頃の健康常態からの変化を素早く察知し，必要により外部の相談機関・医療機関につなげていくのが基本となりました。なかでも，復職支援を中心とした三次予防が喫緊の課題として注目されています。

すなわち，職場での健康管理体制の流れは，経営効率重視の点からも診療行為に関しては事業場外資源の活用をはかるアウトソーシングが主流となったのです。また，事業場内で診療行為を実施すると，慢性例や回復不能例を抱え込む温床になる可能性が指摘できます。障害者排除の意ではありませんが，診療所機能が歪曲される可能性は否定できません。復職判定に際しても，治療者としての主治医と産業医が同一人物になる可能性が高くなり，主治医としての患者擁護の立場と，産業医として職場側に適切に助言する2つの機能が曖昧になる恐れも指摘できます（Ⅲ－17(048)参照）。

こうした状況を踏まえ，従来は事業場において診療活動が中心だったところも，診療機能を廃止して健康管理センターのような名称に変更し，労働者の健康維持・増進を中心とした産業保健活動に特化する動きが強くなっています。産業保健スタッフは外部機関への橋渡し機能や，職場内外での連絡調整機能といったマネジメント能力が従来以上に強く求められているのです。

したがって，今回の提案は現在の職場のメンタルヘルス活動の趨勢（すうせい）とは逆方向といわざるを得ません。おそらく，事業所の幹部が，職場のメンタルヘルス活動イコール診療活動といった従来あった産業保健活動のイメージからの思い込みがあるのでしょう。

社内で診療が受けられることは，職場のストレス要因を具体的に相談できたり，勤務時間内に気軽に受診できるという利便性があることは否定できませんが，外部受診に際しての時間的な便宜や軽減業務などでも対応できることです。もちろん，外部医療機関を受診する際には，有休や時間休で対応するのが原則です。

せっかく精神科医を雇用するのであれば，診療行為以外の産業精神保健活動に専念してもらうのが効果的です。注意したいのは，わが国の産業精神医学・保健の歴史が浅いため，医学教育・卒後研修において産業精神保健に関する教育研修が不十分な現状があります。そのため，業務内容を雇用する精神科医任せにしてしまうと，医療モデルの枠組み中で疾病レベルに対する治療活動が中心になってしまう危険性があります。そのためにも，職場としてのメンタルヘルス対策理念を明確化しながら，精神科医の業務内容を相談していくとよいでしょう。

職場側が精神科医に期待できる業務内容としては，メンタルヘルス領域での個別面談，（精神科・心療内科以外の）産業医への助言，上司への指導・研修などの教育啓発，ストレスチェック制度への積極的な関与，そして何といっても復職判定や復職後のフォローではないでしょうか。また，それらを実現させていくためには，可能な限り精神科医にも職場巡回や衛生委員会に出席してもらう必要があります。現場の実情を知ってもらい，労働者に顔を売ってもらうことはとても大切です。

（大西　守）

19 ストレスチェックのためのカウンセラー雇用

050 key words
・ストレスチェック　・カウンセラー　・心理職

Q ストレスチェック制度を進めるために，非常勤のカウンセラー（心理職）を雇用しようかと検討しています。どのような点に留意すればよいでしょうか。

A **<ストレスチェックにおける心理職の役割>**

ストレスチェック制度を進めるために心理職を雇用する場合，まずはストレスチェック制度を熟知し，心理職としての役割を理解しているカウンセラーを雇用することが重要となります。

厚生労働省の「労働安全衛生法に基づくストレスチェック制度実施マニュアル」では，ストレスチェック制度における心理職の役割として，①高ストレス者選定のための補助面談の実施，②相談対応，③集団分析結果に基づく措置に関して意見を述べ助言を行う，以上の３つについて言及されています。

① 高ストレス者選定のための補助面談の実施【高ストレス者対応】

ストレスチェック制度における高ストレス者の選定基準，及び医師面接指導につなぐべき状態像の理解と，アセスメント力が求められる業務です。労働者が置かれている職場環境を理解した上で，企業に課される安全配慮義務の観点も合わせて判断できる力が求められます（Ⅲ－6（037）参照）。

② 相談対応【労働者のセルフケア】

カウンセラーの本来業務と言えますが，ストレスチェック制度は「職場におけるストレス状況」について労働者自身が状況を把握し，セルフケアに努めることが趣旨であるため，労働者のストレスについて理解の深いカウンセラーであることが必要です。また，ストレスへの対処に関する情報提供ができることも求められる業務の１つです。

③ 集団分析結果に基づく措置に関して意見を述べ助言を行う【職場改善】

ストレスチェックの集団分析結果から，組織に関する見立てを行い，どのような措置が必要かをアドバイスできる知識と経験が求められます。また，職場改善に必要な取り組みとしての研修を行う等，組織に対する啓発活動を推進できる能動的な動きが求められます（Ⅲ－7（038）参照）。

組織分析結果は企業の姿を知る1つの情報です。ここから何が考えられ，企業活動を活性化するために必要な取り組みは何かを提案していく姿勢が必要となります。

＜心理職を効果的に活用するには＞

上記役割を念頭にカウンセラーを雇用する場合，それぞれの役割を担うために必要な知識，経験，スキルを身に付けていることはもちろんのこと，個人を見る視点と同時に，企業という組織をマクロに見る視点ももち合わせていることが重要です。さらに，心理職としての見立てをもちながら，企業内外のさまざまな部門，他職種と連携を取っていける柔軟性が求められます。

心理職を雇用しようとする企業側は，心理職が上記のような連携の動きを積極的に取れるよう，所属部門，位置づけを明確にし，社内関係各所にあらかじめ周知しておくことが大切です。さまざまな方面との連携が想定される業務であるため，本来は常勤が望ましいと思われますが，非常勤として雇用する場合はその限界も念頭に置いておく必要があります。

＜心理職雇用における留意点＞

心理職には，産業カウンセラーや臨床心理士，心理相談員などさまざまな資格があります。2015年には「公認心理師法」が公布され，心理職初の国家資格保有者が誕生することとなりました。これらさまざまな資格はありますが，専門範囲は広く，心理職であれば必ず誰もが上記役割を担えるとは限りません。これまでにどのような分野で業務を行ってきたか，特に企業における業務経験があるかどうかを確認するとよいでしょう。「企業」「組織」に対して，積極的に自ら関わろうとし，守秘義務と連携のバランスをとりながら対応できるカウンセラーが適任であると言えます。

産業保健総合支援センター（労働者健康安全機構）では，ストレスチェック制度をはじめさまざまな相談を受け付けています。また，EAP コンサルティング普及協会でも心理職の雇用についての相談が可能です。　（小薬理絵）

労働者健康安全機構　https://www.johas.go.jp/

EAP コンサルティング普及協会　https://www.eapatokyo.org/

20 精神科医療施設への入院と消極的な労働者

051 key words

・精神保健福祉法　・措置入院　・医療保護入院　・応急入院　・保護者

Q 精神科医療施設へ入院する際には，どんな手順や方法があるのでしょうか。特に，当該労働者が入院に消極的な場合に困っています。

A 精神科病院への入院に関して，法律にもとづいた厳格な手続きを踏む必要があります。精神保健に関する法律としては，戦後の昭和25年（1950年）精神衛生法が，現在の精神保健福祉行政の根幹をなすものです。その後，ライシャワー事件を契機に昭和40年（1965年）に精神衛生法の一部改正が行なわれ，さらに宇都宮病院事件の教訓から昭和63年（1988年）に精神保健法が施行されました。

平成７年（1995年）には，障害者の福祉施策をより重視した精神保健福祉法（精神保健及び精神障害者福祉に関する法律）が施行されました。精神保健福祉法では，以下の点が強調されています。

①精神障害者の医療及び保護。

②精神障害者の社会復帰の促進。

③精神障害者の自立と社会参加の促進のために必要な援助。

④精神障害の発生の予防その他国民の精神的健康の保持及び増進。

その後も，大和川病院事件など不祥事が続き，平成11年の改正では精神医療審査会の権限強化が図られました。平成25年の改正では保護者制度が廃止されたことで，医療保護入院の手続きも大幅に変わりました。詳細については，『四訂 精神保健福祉法詳解』（中央法規，2016）を参照するのが一般的です。

こうした大きな枠組みの中で，職場の労働者に重篤な精神疾患罹患が疑われたときなど，家族の介在がないままに，職場関係者だけで「精神障害が疑われる労働者を，何とか精神科医療施設に入院させられないか」といった切実な問題が生じることがあります。

しかしながら，結論から言えば，緊急性の著しい措置入院や本人の希望による任意入院を除いて，職場関係者が家族の介入のないままに当該労働者を入院させることは難しいと考えられます。精神科医療施設への入院に関しては，人権擁護の観点から従来以上に厳密な条件・手続きが求められているからです。

また，当該労働者の居住地の精神保健福祉センターや保健センターといった公的機関に相談するのもよいでしょう（巻末資料参照）。

精神保健福祉法では，以下の４種類が想定されています。

●措置入院

自傷他害（自殺や他人に危害を加えるなど）の恐れのある事例に対し，２名以上の精神保健指定医（以下，指定医）の診察結果の一致により成立する。一番強制力のあるもので，警察官通報によるもの（同24条）が多い。

なお，緊急避難的な制度として，72時間を限度に指定医１名による緊急措置入院がある。

●医療保護入院

１名以上の指定医の診察により入院が必要と判断され，かつ本人の同意が得られない場合，家族等や後見人の同意によって成立する。市町村長同意に関しては，以前に比べて条件が極めて厳しくなった。

●応急入院

医療保護入院制度を補充するもので，指定医の診察により入院が必要と判断されるものの，本人の同意が得られず，かつ急速を要し家族等の同意が得られない場合，72時間以内に限って入院が成立する。

●任意入院

本人の同意のうえで任意に入院するものである。

これらの入院に際しては，本人および家族等に対して文書による告知と同意が求められます。なお，指定医は５年以上診断または治療に従事し，３年以上精神障害の診断または治療に従事した者が，一定の要件を満たした場合に厚生労働大臣により指定されます。精神保健指定医の不正取得事件を踏まえ，その要件の一層の厳格化が進められているところです。

なお，平成29年度に，さらなる精神保健福祉法改正が予定されています。

（大西　守）

21 デジタル世代へのセルフケア

052 key words

・メールカウンセリング　・イントラネット　・個人情報保護

Q デジタル世代へのセルフケアはスマホやネットを使って行うべきでしょうか。具体的内容，情報セキュリティの注意事項について教えてください。

A デジタル世代とは，生まれたとき，または物心がつく頃にはインターネットやパソコンなどが普及していた環境で育った世代のことです。日本における商用インターネットは1990年代半ばより普及したため，おおむね1995年生まれ以降を指します。

デジタル世代の特徴の１つとして，情報はいつでもどこでも，しかも無料で手に入るという考え方があります。セルフケアは研修とカウンセリング窓口の２か所がありますが，これらの利用方法もデジタル世代に使ってもらうためにアクセス方法の工夫が必要です。

セルフケア研修に関しては，座学だけではなく，ｅラーニングやウェビナーなどの両方を用意するべきです。ウェビナー（Webinar）とは，ウェブ（Web）とセミナー（Seminar）を組み合わせた造語で，実施者と参加者間の二方向で対話できるインターネット上のウェブ会議のことです。特定の日時に開催され，リアルタイムでやり取りが行われます。終了後は，ウェビナーのセッションを録画して後で社員が見ることもできます。遠隔地や分散事業所が多い場合に便利です。

また，セルフケアについては，カウンセラーや保健師による面談も重要ですが，デジタル世代は自分で情報を選択することを好みますので，セルフケアのアプリをいくつかもっておいて，スマートフォンやPCからダウンロードしてもらうとよいでしょう。マインドフルネスの瞑想ガイダンスを習ったり，認知行動療法の日誌をつけて感情の調整を行ったり，睡眠の質や長さをアプリで測定してチャットボットからコーチングを受けたりなど，さまざまなアプリが登場しています。

カウンセリングに関しては，著者が行ったデジタル世代へのアンケート調査では，チャット機能を使ってカウンセリングを受けることに興味をもつ方が多いという結果になりました。あるいは，さすがにカウンセリング自体は対面や電話で受けるにしても，最初に予約の電話をするのは勇気がいるので，その部分をチャットで行う方法もあります。また，基本情報を伝える部分をチャットで行うと，名前や連絡先などの情報を正しくインテークできます。今日現在，チャットボットが流行りだしていますが，今後はチャットボットによるカウンセリング，また，AI ロボットによるカウンセリングなどもあらわれてくるのではないでしょうか。

インターネットを介してカウンセリングを行う際には，下記に留意する必要があります。

①情報セキュリティ上の問題：インターネットを介してのカウンセリングは，サーバー会社や契約企業内の IT 担当者など，技術的にクライエントのメールを読める立場にいる人たちへの定期的な指導・監督が必要であるとされています。

②倫理的・治療的見地より：ネット上のカウンセリングは，対面や電話に比べると，自傷他害のアセスメントなどの危機介入の質が落ちると言われています。リスクのある方のスクリーニング方法を確立し，リスクスクリーニング対応に抜け漏れがないようにしましょう。

③スタッフ研修：通常のカウンセラー教育においては，ネットカウンセリングの方法は学んでいません。チャット上で共感，傾聴，受容を示すには特別な技法が必要です。また，クライエントの気づきを促すようなコメントをメールでした場合，言葉の取りようによってクライエントが深く傷ついてしまっても，カウンセラーには見えないので気づかない場合があり得ます。チャットカウンセリングを導入する場合はカウンセラー側がどのような研修を積んだかも確認してからすすめる必要があります。　（市川佳居）

個人情報保護委員会　https://www.ppc.go.jp/personal/legal/
㈱ドコモ gacco　http://gacco.co.jp/
日本オンラインカウンセリング協会　http://online-counseling.org/

22 出産後の女性社員の職場復帰に向けて

053 key words

・女性社員　・出産　・職場復帰

Q 女性社員に出産後に職場復帰してもらうためには，どのような職場の施策に効果があるでしょうか。

A 出産後の女性社員の職場復帰は今日のわが国の最大のテーマと言っても過言ではありません。今回は以下の項目から検討してみます。

①職場の制度
②職場の人間関係と社内ネットワーク
③経済的課題
④両立する女性社員自身の精神衛生

<職場の制度>

今日現在，産前産後休暇や育児休職について何らかの表現が就業規則にある企業が多数派です。制度面の先進性を競うような事例もあります。フレックス，時短，モバイルワーク，兼業可能等々です。これから充実を図ろうとするのであれば，21世紀職業財団のサイトなどから，国が推奨する最低限の項目を満たすようにしてください。社会保険労務士の方々に相談されることもお勧めします。

さまざまな対策がありますが，従業員数，年齢構成など組織の実情に即した制度を作ることを目標としてください。その際に現場の意見を聴き取ることも有効な情報収集手段となります。社員のライフステージに合う柔軟な制度作りを目標にしてください。

<職場の人間関係と社内ネットワーク>

制度が大変充実していたとしても，毎日顔を合わせる人が協力的なのか，そうでないかは職場復帰の成否にかかわると言っても過言ではありません。現場にとっては戦力がダウンしている状態になることから，上司や同僚が頭では制度をわかっていても，実際の日々の作業を通じて葛藤があるのも否めません。

現場の葛藤は管理職や責任者がかかわるようにします。放置せず，積極的に声かなどをします。

<経済的課題>

会社が経済的な支援の必要性を理解していて，負担感や疲労感などの精神的な支援をする用意があることを日頃から社員向けに発信しておいてください。会社，業種，職種によって支援の形は違うのが自然です。たとえば，同僚や上司の「時間を投資」する支援もあります。同僚が保育園のお迎えを代行する事例も多くはありませんが，存在します。

<女性社員の精神衛生>

出産後，育児中の女性にとって体調の変化はつきものです。個人差はありますが，体調と感情のバランスが揺れ動くことは本人ではどうにもコントロールできない時があります。とはいえ多くの女性がこのような体調に向き合って仕事を続けていることも事実です。心理支援を提案することは重要です。結果的に会社にあるEAP（従業員支援サービス）や心理相談窓口を利用しなくても，会社や上司から「こういうときに利用できるサービスの紹介」を受けるだけでも本人が自分を振り返るきっかけになります。

上司や同僚が精神的な支援まで抱え込みすぎない事も忘れてはいけません。職場には達成すべき事業目標があり，それにむけて両立する社員を支援しながら運営するのですから，両立している女性社員の心理支援ほど社外の専門家を活用することが重要な視点です。　（西川あゆみ）

21世紀職業財団　http://www.jiwe.or.jp/

23 小規模事業場におけるメンタルヘルス対策

054 key words

・小規模事業場　・産業保健総合支援センター　・労働衛生機関

Q 産業保健スタッフが希薄な事業場（50名以下の職場など）でメンタルヘルス対策を推進するためのポイントを教えてください。

A 労働者50人未満の小規模事業場は産業保健活動が低調になることが多く，また産業保健活動に割く予算が乏しいことも知られています。

少ない予算でメンタルヘルス対策を推進するためにまず考えられるのは，各都道府県に設置され，無料で利用できる産業保健総合支援センターを活用することです（巻末資料参照）。産業保健総合支援センターの地域窓口に登録されている産業医にメンタルヘルス不調者についての相談指導やストレスチェックで高ストレスと判断された労働者の面接指導を依頼することができます。また同センターのメンタルヘルス対策支援事業では，メンタルヘルス対策促進員による職場復帰支援プログラム作成支援，管理監督者教育，ストレスチェック導入支援などのサービスが用意されています。なお，これらのサービスの利用にあたって，地域窓口への事前申し込みが必要で，またサービス内容や回数に制約がありますのでご注意ください。

小規模事業場でも健康診断は実施されていることが多く，その健康診断を担当する労働衛生機関は小規模事業場の経営者や健康診断担当者にとって身近な存在だと考えられます。労働衛生機関には医師，保健師・看護師，心理職などメンタルヘルス対策の経験をもつ専門職が幅広く在籍していますので，メンタルヘルス対策の進め方について相談することができます（多くは有料です）。一部の労働衛生機関では，保健師など看護職による小規模事業場への継続的で定期的な産業保健活動支援も提供されています。

専門家の力を借りずにメンタルヘルス対策に取り組む場合は，産業医科大学の精神保健学研究室とあんしん財団が共同で開発した８つのメンタルヘルス対策支援ツールがあんしん財団のホームページに無料で公開されていますので，これらの中から事業場の実情に応じたツールを利用することが考えら

図　メンタルヘルス対策の展開プロセス

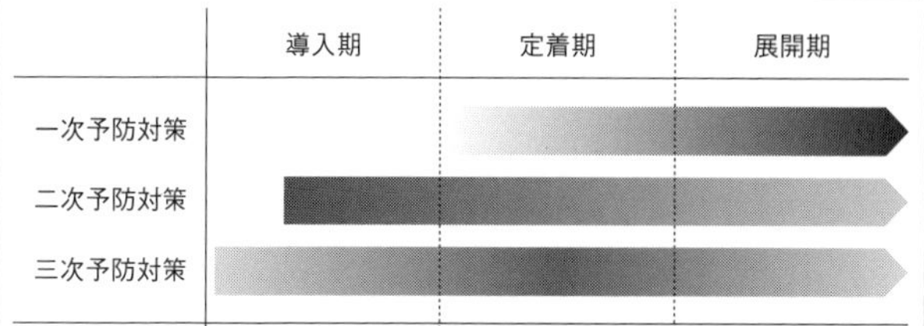

	導入期	定着期	展開期
一次予防対策		→	→
二次予防対策	→	→	→
三次予防対策	→	→	→
対策の重点対象	・不調者 ・休復職者 ・不調者予備軍	・対応困難事例 ・全労働者	・組織・職場
対策の主な内容 ※追加方式	・休復職制度整備 ・相談体制整備 ・ラインケア教育	・個人向け対策を中心のストレスチェック実施 ・セルフケア教育	・ストレスチェック集団分析結果の活用，管理職マネジメント教育，参加型職場改善，等

れます。たとえば，労働者のストレスへの気づきやそれによる変化を軽減するための労働者自身の対処を促進したい場合は，「ツール⑧こころとからだを守るためのセルフチェック＆アクションチェックシート」を活用することが考えられます。また，産業医学振興財団から刊行されている『メンタルヘルス対策　はじめの一歩』（2015）も中小企業のメンタルヘルス対策における主要な項目（コミュニケーションや不調者対応など）についての実用的なテキストとその解説動画から構成されています。

いずれの方法を選ぶ場合でも，小規模事業場で，あらゆるメンタルヘルス対策を一気に展開しようとすると，混乱が生じて期待した成果が得られず，その後の継続的な取り組みが進まない可能性があります。図に示すように，休復職者支援を中心とする三次予防，メンタルヘルス不調者やその予備群などを中心とする二次予防などで経験を積みながら，数年かけてセルフケア，働きやすい職場づくりなどの一次予防へと無理なく展開していくことも考慮してください。また取り組みに際しては，あらかじめ無理のない評価指標を定めて，PDCA サイクルを回していくと，継続的かつ安定した取り組みにつながります。

（森口次郎）

あんしん財団　こころの“あんしん”プロジェクト

http://www.anshin-kokoro.com/

24 在宅勤務やモバイルワークの留意点

055 key words

・在宅勤務　・モバイルワーク　・テレワーク　・ワーク・ライフ・バランス

Q 働き方の多様性を推進する方法として，在宅勤務制度およびモバイルワーク制度を作りましたが，社員のメンタルヘルスの管理について留意事項を教えてください。

A **<テレワークについて>**

在宅勤務やモバイルワーク等の働き方を，テレワークと言います。「tele＝離れた所」と「work＝働く」を合わせた造語です。

テレワークは，パソコンやインターネットなどの情報通信技術（ICT：Information and Communication Technology）を活用した，場所や時間にとらわれない柔軟な働き方を指します。

内閣に置かれた高度情報通信ネットワーク社会推進戦略本部では，2020年には，テレワーク導入企業を2012年度比で３倍，テレワーク制度等に基づく雇用型テレワーカーの割合を2016年度比で倍増，といった目標を掲げており，テレワークは日本における働き方の多様性を推進するための政策の１つの柱と言えます。

<テレワークのメリット>

企業にとっては，業務の効率化，優秀な人材の確保，事業継続計画などにメリットがあります。働く人にとっては，育児や介護と仕事の両立などワーク・ライフ・バランスの向上，通勤の負担の軽減などがメリットです。社会全体としては，通勤混雑の緩和，女性・高齢者・障害者等の就労促進等のメリットがある働き方とされています。

<テレワークの留意事項>

テレワークには多くのメリットがある一方，留意事項も存在します。働く人のメンタルヘルスに関係すると考えられる留意事項は以下の２点です。

①労働時間の管理など，労務管理が不十分になりやすい

テレワークでは，仕事とプライベートの区切りをつけにくくなるというデメリットがあります。そのため，労働時間が長くなり休息する時間を十分に

取ることができなくなることが考えられます。また，労働時間は適切であったとしても，気持ちの切り替えや気分転換がしづらいということもあるかも知れません。長時間労働や気分転換がしづらい場合，メンタルヘルス上の問題も発生しやすくなると考えられます。

そのため，企業は労働時間管理などをしっかりと行う必要があると考えられます。勤怠を管理するツールを導入したり，メールやチャット，電話などを活用し業務の開始時間，終了時間，休憩時間などを把握する工夫も必要となるでしょう。また，テレワークで働く従業員本人にも時間管理など自律的に行うことや，ストレスマネジメントを積極的に行うことが求められます。

②ラインケアの実施や支援が難しいことが想定される

テレワークでは直接顔を合わせないため，上司と部下の間や同僚間でのコミュニケーションが取りづらい環境で働くこととなります。ICT 技術の向上により，メールやチャットなどのテキスト，電話やインターネット会議システムなどで音声や画像でコミュニケーションを取ることは可能です。しかし，直接顔を合わせているときに気付いていた「ちょっとした変化」が見えづらくなります。したがって，上司がラインケアを行うきっかけを逃してしまう可能性も高くなると考えられます。また，上司が業務のアウトプットは把握できたとしても，プロセスが見えにくいため，支援が必要なタイミングを見計らうことが難しくなります。

これらのことから，定期的に顔を合わせるミーティングなどの機会をもつことや，モバイルワークの途中でオフィスに立ち寄ってもらって報告を受ける等の工夫をされるとよいと思われます。（湯佐真由美）

総務省　テレワークの推進

http://www.kantei.go.jp/jp/singi/it2/kettei/pdf/20170530/siryou1.pdf

厚生労働省　テレワーク普及促進関連事業

http://www.mhlw.go.jp/stf/seisakunitsuite/bunya/koyou_roudou/roudoukijun/shigoto/telework.html

テレワーク相談センター　http://www.tw-sodan.jp/

一般社団法人テレワーク協会　http://www.japan-telework.or.jp/

25 科学的根拠に基づく対応と評価

056 key words

・科学的根拠（エビデンスベース）

Q 職場の介入や対応方法を選ぶ際や行った介入を評価する際に，科学的根拠に基づいて（エビデンスベースで）行うことが重要とのことですが，科学的根拠に基づく対策について教えてください。

A **＜科学的根拠の考え方＞**

今日の保健医療サービスでは科学的根拠に基づいた活動が求められています。職場のメンタルヘルス対策も例外ではありません。米国健康政策・研究局は科学的根拠の水準を以下のように区分しています。

Ⅰ．少なくとも１つの無作為化比較試験かそのメタ分析（多数の無作為化比較試験のレビュー）から得られた根拠

Ⅱ．少なくとも１つの比較対照試験か準実験的研究からの根拠

Ⅲ．非介入的観察研究あるいは権威者の意見からの根拠

このうち，Ⅰが最も水準の高い根拠であり，Ⅲが最も低い水準の根拠になります。

＜職場のメンタルヘルス対策における科学的根拠とガイドライン＞

職場のメンタルヘルスの第一次予防対策の１つであるセルフケア教育については，数多くの研究成果が国内外で蓄積され，どのような対策を行えば，セルフケア能力の向上やストレス反応の低下につながるかについての科学的根拠が整理されるようになりました（島津，2013）。しかし，これらの科学的根拠を参照するだけでは，対策を実際に事業場で実施することが難しい状況にありました。なぜなら，どのような工夫が事業場での実効性の向上に役立つかについての情報が不足していたからです。

このような背景を踏まえ，厚生労働省の研究班「労働者のメンタルヘルス不調の第一次予防の浸透手法に関する調査研究」（主任：川上憲人東京大学教授）では，科学的根拠に基づくセルフケア教育を普及・浸透させるためのガイドラインを新しく作成し，2012年５月に公表しました。

＜科学的根拠の効果的な活用＞

上述した厚生労働省の研究班では，セルフケア教育のガイドラインで提示された内容に関して，事業場で実施するためのポイントをマニュアルとして公開しています。このマニュアルは，セルフケア教育の基本的な考え方とセルフケア教育を効果的に行うためのポイントを紹介したうえで，ガイドラインの概要（作成手順，内容）と実施上のポイントを提示しています。

なお，研究班では，このマニュアル本体のほかに，マニュアル（実践編）も作成し，３つの実践例を提示しています。これらの実践例は，参加者が勤務する企業や事業場の規模や業種・職種，プログラムの形式や内容がそれぞれ異なっており，読者がプログラムを提供しようとする企業や事業場の特徴に合わせて，適宜アレンジできるようになっています。また，実践例には，プログラムで用いる各種資料（配布資料，ワークシートなど）が豊富に提示されており，マニュアルの内容と手順に従いながら，すぐにでもセルフケア教育が行えるようになっています（島津，2014）。

＜効果的なメンタルヘルス対策に向けて＞

セルフケア教育を含む職場でのメンタルヘルス対策の効果は，プロセス（対策の実施）とアウトカム（健康）の２つの視点で評価されます。これら２つの効果を高めるには，科学的根拠に基づき教育効果の確認された内容を，適切な形式で運用することが必要です。このことは，単に科学的に有効性が確認された内容を提供してもその運用が適切でない場合や，「面白く，楽しい」研修であっても科学的根拠が乏しい内容では，本当に効果的な教育とは言えないことを意味しています。これからの職場のメンタルヘルス対策では，プロセスとアウトカムの２つの視点を持ちながら，科学的根拠に基づいた対策を上手に運用することが重要になってくるでしょう。（島津明人）

島津明人（2013）．科学的根拠に基づいた職場のメンタルヘルスの第一次予防のガイドライン――職場のメンタルヘルスのためのセルフケア教育のガイドライン――産業ストレス研究，20，127-133.

島津明人（編著）（2014）．職場のストレスマネジメント（CD付き）――セルフケア教育の企画・実施マニュアル――誠信書房

26 職場でポジティブ心理学を活用する方法

057 key words

・ポジティブ心理学　・ワーク・エンゲイジメント

Q 職場のメンタルヘルスを向上するためにポジティブ心理学が重要とのことですが，職場での活用方法について教えてください。

A **＜ポジティブな側面に注目する背景＞**

従業員や組織を取り巻く社会経済状況は，近年大きく変化しました。こうした変化の中で従業員と組織が生き残るには，従業員一人ひとりが健康で，「かつ」，いきいきと仕事に取り組むことが重要になりました。つまり，産業保健にとっても経営にとっても発想の転換が求められるようになりました。このように産業保健とマネジメントとが協調するためには，共通した目標が必要です。ここでは科学的な成果が蓄積されている「ワーク・エンゲイジメント」に注目します。

＜ワーク・エンゲイジメントとは＞

ワーク・エンゲイジメントは，バーンアウト（燃え尽き）の対概念として提唱されました。バーンアウトした従業員は，疲弊し仕事への熱意が低下しているのに対して，ワーク・エンゲイジメントの高い従業員は，活力にあふれ，仕事に積極的に関与するという特徴を持ちます（島津，2014）。

＜ワーク・エンゲイジメントを高めるには＞

ワーク・エンゲイジメントを高めるには，「仕事の資源」と「個人の資源」を充実させることで可能になります。ワーク・エンゲイジメントを高めるための方策には，組織全体に向けた方策と従業員個人に向けた方策があります。

(1)　組織全体に向けた方策

図は，「仕事の要求度－資源モデル」（Schaufeli & Bakker，2004）といわれる概念モデルを図示したもので，「動機づけプロセス」と「健康障害プロセスの２つのプロセスから構成されています。従来のメンタルヘルス対策では，上半分の「健康障害プロセス」に注目し，仕事の要求度によって生じたストレス反応（バーンアウト）を低減させ，健康障害を防ぐことに専念していました。しかし，健康的な職場づくりでは，２つのプロセスの出発点であ

図　仕事の要求度－資源モデル

る「仕事の要求度」の低減と「仕事の資源」の向上に注目します。このうち，仕事の資源は，ワーク・エンゲイジメントの向上だけでなく，ストレス反応（バーンアウト）の低減にもつながることから，仕事の資源の充実と強化が，健康的な職場づくりでは特に重要になります。

⑵　従業員個人に向けた方策

従業員個人に向けた方策では，個人の資源を高めることでワーク・エンゲイジメントの向上につなげることを目的とします。個人の資源は，①ストレスに上手に対処しストレス反応（バーンアウト）を低減させるためのスキルと，②仕事への動機づけを高め生産性を向上させるためのスキル，の両方を高めることで向上が可能になります。従来のセルフケアでは，①のみが重視されてきましたが，ワーク・エンゲイジメントを高めるためには，②の向上も併せて必要です。②に関しては，近年やらなければならない仕事をやりがいのあるものに変えるための認知的・行動的手法である「ジョブ・クラフティング」が注目されており，ジョブ・クラフティングの向上を目的とした教育研修プログラムの作成とその効果評価研究も行われています。（島津明人）

Schaufeli, W. B., & Bakker, A. B. (2004). Job demands, job resources and their relationship with burnout and engagement: A multi-sample study. *Journal of Organizational Behavior*, 25, 293-315.

島津明人（2014）．ワーク・エンゲイジメント――ポジティブメンタルヘルスで活力ある毎日を――　誠信書房

コラム　職業性ストレス簡易調査票とその成り立ち

「職業性ストレス簡易調査票（Brief Job Stress Questionnaire：BJSQ)」は，平成７年度から５年間にわたる労働省委託研究「労働の場における作業関連疾患の予防に関する研究」（４つの班で構成）で開発された自己記入式質問票です。57項目の平易な質問から構成され，仕事のストレス要因（17項目），ストレス反応（29項目），修飾要因（ストレスの緩衝要因）（11項目）の３つの領域を測定できるのが大きな特徴です。

逆に，仕事外のストレス要因，ストレスの感受性（脆弱性）は直接評価できません。また，抑うつや不安に関する症状を問う項目はありますが，あくまでストレス反応の調査を意図しており，うつ病などの特定の精神疾患の有無や重症度を測ることはできない点にも注意が必要です。

メンタルヘルスやストレスに関連する調査票には，著作権の問題があって無料で使用することができないものも少なくありませんが，BJSQ は自由に使うことができます。評価方法は，簡易採点法と標準化得点を用いる方法が提唱されています。結果を受検者個人に返すフィードバックプログラムも開発されており，無料でダウンロードできます。

BJSQ の一部の項目を用いて，職場単位のストレス状況を評価することもできます。「仕事のストレス判定図」は，その12項目（仕事の量的負担，仕事のコントロール，上司および同僚の支援）の結果を集団分析し，職場のストレス状況を，全国平均と比較しての健康リスクとして表すものです。

BJSQ は，使いやすさ，過去に多くの事業場で使用された実績などから，ストレスチェック制度の質問票として使用することも推奨されています。

BJSQ の使用方法の詳細，フィードバックプログラムなどについては，東京医科大学公衆衛生学分野ホームページの掲示板をご覧ください(http://www.tmu-ph.ac/topics/stress_table.php)。　（廣　尚典）

参考文献

下光輝一・小田切優子（2014）．職業性ストレス簡易調査票　産業精神保健，12，25-35.

Ⅳ

休職・復職判定・復職支援

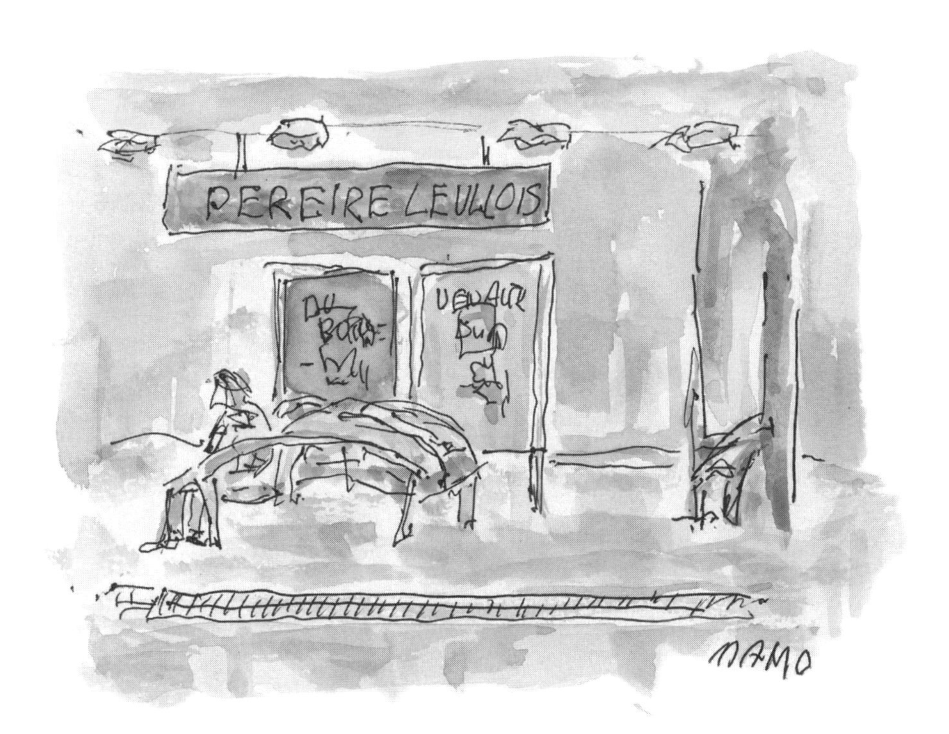

1 うつ病になった派遣社員への対応

058 key words

・派遣労働者　・休業　・労働者派遣法

Q 当事業所で働いている派遣社員がうつ病になったと聞きました。休業が必要であるとのことです。事業所として行うべきことがあれば教えてください。

A 派遣労働という働き方ができて30年以上が経ちます。最初の20年は派遣労働者数も緩やかな増加に留まっていましたが，1999年に幅広い業種へ派遣が可能になり，2004年に派遣受入期間が緩和されたことで，それ以降から急増し，2017年３月末時点では約130万人で推移しています。これは全雇用者の約2.4％しか該当しませんが，派遣就業を受け入れる企業は100～299人の規模で42％，同300～999人で63％，同1000人以上で81％と広く活用されていることが分かります。それに伴い，派遣労働者がメンタルヘルス不調になった際などに，どのように対応したらよいのか分からない，といった声も多く聞かれるようになりました。

今回のケースでは，診断名や休業の方針について，直接本人から派遣先へ伝えられた形になります。休業に入る際，一般的には人事労務管理部門からの指示で休業が必要な旨が書かれた診断書を提出してもらい，有休や傷病手当金申請などの手続きを案内して，今後の流れを説明したりします。派遣労働者の場合は，これらの対応を雇用元である派遣元が担当することになりますので，本人から派遣元へ連絡してもらうか，本人に同意をとって派遣先が派遣元へ一報することから始まります。逆に，派遣先の方が主導して診断書の提出を求めたりすることは，個人情報保護管理の点で問題が生じるため行ってはいけません。これは派遣法により，派遣元から派遣先へ渡して良い情報が限定されているからです。

うつ病になる原因にはさまざまな要素が絡みますが，職場環境がきっかけとなったり，働き方や人間関係などで過大なストレスがかかっていたりすることがあります。たとえば，長時間労働やハラスメント関係で発生した強いストレスは指揮命令の中で起こり得るものですから，派遣先としての責任が重くなる場合もあります。この点は雇用元が別でも，指揮命令の現場に求められる安全配慮義務は，自社の社員と同様に課せられていると考えるべきでしょう。「派遣先が講ずべき措置に関する指針」の中では，セクシャルハラスメントの防止等適切な就業環境を維持するよう努めることが記載されていますし，他にも苦情に対して迅速な処理を図るものとして，パワーハラスメントも挙げられています。長時間労働を含め，労働現場で適正に管理すべきことができていなかったためにうつ病に至ったと判断されれば労働災害に認定されたり，民事訴訟に発展したりしてしまう可能性もあります（ただし，労災保険は派遣元で適用されます）。

したがって，このような事例が発生した場合には派遣先としても可能な範囲で，発症した要因やきっかけ，本人の認識などを把握し，病気の改善や職場復帰に向けて援助できる体制を整えておくことが望まれます。また，指揮命令を行う中で課題がなかったのか，もしくは再発防止の点で今後取り組めることがないかどうかを再確認しておくことも大事です。派遣元は定期的な巡回などで派遣労働者から話を聞く機会があります。その際の連携で早期発見，早期対応できることはないか，連絡方法などを含めて双方で確認し合うことができれば今後に活かすことができます。

うつ病の症状が改善するまでには月単位の期間を要します。派遣労働者の場合，その途中で派遣元との契約更新のタイミングを迎えることも多いと思われますが，更新の可否は派遣元と話し合いながら，可能であれば本人の意向も尊重して判断できるとよいでしょう。職場復帰を検討する場合は，通常の社員と同様に休業のブランクを取り戻すために，一定の配慮を行いながら受け入れることが望まれます。休業中から復帰時期の目安について派遣元と連携したり，派遣先の中で実施可能な配慮について話し合ったりしておくと，スムーズな職場復帰に繋がります。これらの計画を立てる上で考慮しておくものとして，派遣期間制限があります。2015（平成27）年の派遣法改正から，同じ部署単位で同じ派遣労働者を受け入れる場合，最長３年までに制限されます（ただし，派遣元に無期雇用されている場合など一定条件では該当しません）。休業するタイミングや期間によっては契約要件も視野に入れながら，就業面の配慮を行うことに協力するのが望ましいでしょう。（大﨑陽平）

2 休職中の社員やその家族への連絡方法

059 key words

・休職　・家族　・復職判定　・自宅訪問　・面会　・自殺
・心の健康問題により休業した労働者の職場復帰支援の手引き

Q メンタルな理由で休職中の社員や家族に対し，どのような場合に連絡したほうがいいのでしょうか。その頻度ややり方について教えてください。

A 休職処置は就業規則の１項目です。したがって，休職に入る前にその最長期間，休職中の補償，休職後の措置などを職場は当該労働者・家族に周知徹底することが前提となります。

とりわけ，休職に入る意味と目的を明確化させる必要があります。たとえば，「休みを十分にとって，徹底的に治して復帰してくれ」と言う上司は少なくありませんが，再発・再燃の危険性がなくならない精神疾患（統合失調症，双極性障害など）が存在するからです。したがって，理想論ではなく休職によって得られる現実的な目標を設定しなくてはなりません。最近では，それぞれの企業として復職可能条件を明確化するところが増えてきました。復職判定の公平性と合理的配慮の判断をするうえでも重要です。

メンタルな問題で休職する事例では，当該労働者・家族と職場側との間で，休職や復職に関する考え方や理解に相違が出ることがあります。したがって，口頭だけでなく文書による告知・説明が望ましいと考えられます。

復職支援に関しては（Ⅳ－7（064）参照），厚生労働省から「心の健康問題により休業した労働者の職場復帰支援の手引き」が公表されています。このマニュアルを下地にして，各企業で独自のマニュアルを作成しているところも少なくありません。注意しなければならないのは，このマニュアルでは，大手企業で産業保健スタッフが充実し，人事労務機能も完備していることを前提に作成されている部分が多いことです。そのため，中小事業場や分散事業場では当てはまらないことがあることも知っておく必要があります。

休職中の対応ですが，治療に関しては主治医に任せるしかありませんが，職場と本人・家族との定期的な報告（接触）は不可欠です。接触の頻度は，病状や病気の種類によりますが，まったく接触がない状況は避けるべきでしょう。休職状態での病気療養は，職場側にも責任があるからです。とはいえ，過度の介入は療養に支障をきたす可能性があるので注意を要します。

休職期間中の職場側の窓口としては，プライバシー保護に配慮して原則的には直属上司など1つにしぼるべきです。そして，職場側の窓口として「…さん」が担当する旨を本人・家族へきちんと伝えておく必要があります。

連絡方法としては電話，文書，メール，面談などさまざまです。メールの活用に関しては，過激な書き込み（上司・同僚に脅迫文のような内容）や，職場から送付した文書を意図的に加工されるなどの可能性があり，緊急時以外はあまり勧められません。

自宅訪問は最近はあまり行われていないようですが，本人のみならず家庭全体の生活状態と家族構成が把握でき，その家庭の雰囲気を実感できることから有用です。治療や復職に関して，家族の理解や協力体制を査定でき，どれだけ家族に期待できるかの感触をつかむことができます。

一方，精神科に入院している場合には，家族を通じて主治医の意見を聞き，面会が可能であれば家族の承諾を得た上で面会に訪れたいところです。病院によっては，家族以外の面会が許可されなかったり，面会日時が制限されていることもあるので，事前に家族に確認しておくとよいでしょう。

休職後の状況として，遺憾ながら退職せざるを得ない場合と，復職という2つの場合が想定されます。退職する場合には，一般的な退職時の留意点に加えて，継続的な医療の保証が求められます。

復職希望が表明された際は，精神科主治医からの復職可能な内容の診断書の提出や復職審査など，復職判定のための一連の手続きが必要な旨を本人・家族に伝える必要があります。精神症状が回復し復職が決まりかけた時期は，精神的には不安定になりやすい時期でもあり，自殺の危険性が高いことから慎重な対応が望まれます。うつ病の復帰の際に強調されることですが，他の精神疾患においても十分注意したいところです。また，本人・家族は経済的な負担や仕事の遅れを取り戻そうという「あせり」から，無理した復職希望が出されることも少なくないことから，情に流されることなくきちんとした復職判定が肝要です（Ⅳ－3（060）参照）。

（大西　守）

3 復職に際しての診断書の位置づけ

060 key words

・診断書　・復職判定　・復帰判定委員会　・寛解　・不完全寛解

Q 復職に際して職場に提出される精神科主治医の診断書の内容について疑問をもつことがあります。就労可能の判断など，診断書上の位置づけやその強制力に関してどう考えたらよいのでしょうか。本人に会ったところ，どうみてもすぐに復職できるとは思われません。また，診断書の中に「寛解」という専門用語を見ることがありますが，どういう意味なのでしょうか。

A 復職判定のための手順としては，企業や組織の規模によりますが，職場関係者（産業医，非常勤精神科医，産業看護職，カウンセラー，人事労務担当者，直属上司など）による復帰判定委員会の設置が望ましいと考えられます。要は，産業医や人事労務部長など担当者個人で決めるのではなく，合議によって組織として判断を下す必要があります。復職後に身近で管理することになる直属上司の意見は大切です。

その際，職場復帰の大切な判断材料になるのが精神科主治医による診断書ですが，精神科領域で提出される診断書の内容に疑問を感じることが稀ではありません。病名に関して，精神科的診断名が曖昧に表現されることが少なくないからです。本来の診断名とは言い難い，ノイローゼ，心因反応，自律神経失調症，神経衰弱，不眠症などが便宜的に使用される傾向にあります。治療者－患者関係の配慮から，人格障害や統合失調症と明確に記載されることもないでしょう。したがって，職場が診断書上の診断名を鵜呑みにすると，場合によっては見当違いな対応になる可能性が否定できません。

また，精神科主治医の復職可能の判断は，原則的には病態レベル（幻聴や被害妄想の有無，抑うつ状態の軽減など）に基づくことが多く，しかも患者擁護の立場に立っています。実際に労務提供能力が，必ずしも職場の要求レベルと合致しないことがあり，診断書のみで復職判断してしまうと，すぐに悪化して（もしくは，悪い状態のまま）再度休職に至る可能性が高くなります。

こうした不幸な状況を防ぐためには，職種・職場環境に配慮しながら職場としてきちんと復職判定を実施する必要があります。復職に関する最終判断や復職後の健康管理責任を負うのは，精神科主治医ではなく職場側にあることを忘れてはなりません。もちろん，精神科主治医の判断や意見は重要ですが強制力があるわけではありません。

職場としての復職判定の実際の進め方についてですが，職場関係者からよく耳にするのは，「うちの会社の産業医は精神科以外の先生で，しかも月に１～２回顔を出すだけなので，とても復職判定まで頼めません」といった類の話です。しかし，それでも職場で一定の復職判定は可能と考えます。復職判定は一義的には病気の良し悪しを判断するのではなく，決められた時間に出勤し，対価に即した一定時間労働が可能かを判断することだからです。したがって，専門家の介入が望ましいのはもちろんですが，人事労務畑の長い人の判断といったことも重要な鍵となり得ます。

また，職場関係者が復職に疑問をもったり，診断書の文面が不明な場合には，職場関係者（上司，産業看護職，カウンセラーなど）が直接精神科主治医に会って相談するのがひとつの方法です。精神科主治医との面談は，精神科診断名云々のレベルではなく，具体的な職場環境やストレス要因を呈示することができ，それに即した専門的なアドバイスをもらえることから非常に有意義です。もちろん，事前に本人・家族の同意が必要で，承諾書をもらいましょう（Ⅳ－2（059），Ⅳ－16（073）参照）。

ところで，精神疾患の多くが再発・再燃の危険性を有するため，精神科領域では「寛解（remission）」という言葉で表現されるのが一般的です。「現時点では良好な状態だが，将来的に再び悪化する可能性がある」という含みがあるわけです。また，不十分ながら良くなった状態を「不完全寛解」といい，病状的にはまだ症状が残っているものの，社会生活には適応できる状態を「社会的寛解」と表現されます。

すなわち，復職後のフォローのスタンスとして，職場関係者が必要以上に再発・再燃を疑うのは問題ですが，そのことを認識していればこそ，再発・再燃の初期症状に気がつくことができ，悪化時の早期対応につながります。当該労働者が安定した状態が続いていても，産業保健スタッフなどによる職場復帰者への定期的な接触は不可欠です。

（大西　守）

4 復職判定の際の職場関係者の精神科主治医とのやりとり

061 key words

・精神科主治医　・復職判定　・精神科主治医との面談

Q 復職判定の一環として，職場関係者が当該労働者の精神科主治医と直接面談して情報収集したいときがあります。その際の留意点と実際の手順について教えてください。特に，職場が精神科主治医と連絡を取ることについて当該労働者が頑強に拒絶される場合に困難を感じます。

A 復職判定の諸手続きを進めていく中で，職場と精神科主治医とのやり取りに電話や書類では限界を感じたり，診断書の文面に疑問を感じる場合には，プライバシー保護に配慮しつつ，職場関係者（上司，産業保健スタッフなど）が直接精神科主治医に会って相談する必要が出てきます（Ⅳ-3（060）参照）。

主治医との情報交換に際しては，当然のことながら，事前に本人・家族の同意が必要で，承諾書をもらいます（口頭では後でもめる可能性があります）。また，そのことを主治医にまず伝えることから情報交換は始まります。

その際，情報交換の趣旨が，復職判定・復職後のフォローのためで，人事査定などに用いないことを本人・主治医双方に明確化させる必要があります。そのためには，当該労働者の情報に関して，職場内での情報開示範囲（原則として産業保健スタッフ）を整備しておく必要があります。

しかしながら，中小規模の職場では産業保健スタッフが不足していたり，組織化されていない場合など，復職後の業務軽減に関して人事労務担当者が直接関与する場合が少なくありません。その場合でも，人事査定の判断材料に用いないことなどを明確化した倫理規定の整備が望ましいでしょう。

ところで，精神科主治医が開業医である場合には，通常の診療時間の枠内では十分に面談のための時間をもらえないことが少なくありません。そのため，診療時間外の特別な時間を取ってもらうことが望まれます。個人的意見としては，その特別な時間に対し謝金を支払うべきと考えます。また，面談に際しては複数の職場関係者が訪れることが勧められます。そのほうが，話の行き違いが少なく，記録も残しやすいからです。

主治医とよく話し合うことは，精神医学的診断名云々のレベルではなく，あくまでも具体的な職場環境やストレス要因を説明しながら職場側の心配を伝えることができ，それに即した専門的アドバイスをもらえるので非常に有意義です。復職に際しては，軽減勤務が求められることがほとんどですが，実際には復職直後から全力で働いてもらわなければ成り立たない職場や危険業務を伴なう職場もあります。復職後の業務内容（その特殊性），組織規模，職場特性，就業時間（勤務シフト），産業保健スタッフの有無などを説明して，主治医からアドバイスを貰えばよいのです。

それ以外にも，復職時点での病気の見通し，治療方針，就労能力，再発兆候などさまざまな内容が想定されます。相談内容が明確であれば，精神科主治医の対応もより的確なものとなっていきます。もちろん，精神科主治医との情報交換の内容については，必要により当該労働者とも事前・事後に調整することになるでしょう。

ところが，職場が精神科主治医と連絡を取ることについて当該労働者から頑強に拒絶されることがあります。そうしたケースに限って，職場側が復職に危惧を抱いていることが少なくない現実があります。その対応原則として，以下のことを当該労働者に明確に伝えることが肝要です。

①復職した場合，職場側に安全配慮義務や健康管理責任が生じること。

②責任ある健康管理を実施するためには，必要最低限の健康情報を取得する必要があること。

③そのためには，精神科主治医からの情報交換は重要プロセスになること。

④必要最低限の情報が得られないのであれば，職場は責任ある健康管理ができないので，復職に関しても危惧をもつこと。

これだけで精神科主治医との情報交換がスムーズに実現するとは限りませんが，こうした職場側の危惧を事前に明確に当該労働者に伝えておくことは，職場側が負うリスクの軽減につながります（Ⅵ-5（100）参照）。

（大西　守）

5 長期休業者の職場復帰の原則

062 key words

・長期休業者　・職場復帰　・復職　・治療的配置転換

Q 心の健康問題による長期休業者の復職では，元の職場への復帰が原則であると聞きました。その根拠と例外があれば教えてください。

A 厚生労働省の「心の健康問題により休業した労働者の職場復帰支援の手引き」には，「まずは元の職場への復帰」とすることが原則であると示されています。これは当該労働者にとって慣れた職場で気心が知れた仲間と仕事を始めるのが最も敷居が低いと考えられるからです。

業務負荷の調整が容易であったり，出張が不要であったりする「より好ましい職場」への配置転換であったとしても，新しい環境への適応にはやはりある程度の時間と心理的な負担を要し，それによる負担が疾患の再燃・再発に結びつく可能性が指摘されています。当該労働者が元の職場への復帰を尻込みしたとしても，それは本人の認知の偏りからくる苦手意識に由来することもあり，そうした例では関係者間で話し合いの場をもち，本人ができそうな作業から開始することなどで不安を解消できれば，順調な復職を実現することができます。

今後，配置転換が必要と思われる事例においても，まずは元の慣れた職場で，ある程度のペースがつかめるまで業務負担を軽減しながら経過を観察し，その上で配置転換や異動を考慮するほうがよい場合が多いと考えられます。

ただし，ここまでに述べたことはあくまでも原則であり，配置転換等を誘因として発症したケースにおいては，現在の新しい職場にうまく適応できなかった結果である可能性が高いため，適応できていた以前の職場に戻すか，または他の適応可能と思われる職場への配置転換を考慮する方がよい場合があります。また，当該職場における人間関係やそこで避けては通れない業務によるストレスが不調をきたす主因となっていることが明らかな例などでは，復帰時点での配置転換も考慮されるべきです。また，復帰時の回復度が運転業務・高所作業等従事する一部の業務にある程度の危険を有し，それらの業務が元職場の中核的な業務であった場合などは，本人や職場，主治医等からも十分に情報を集め，配置転換の必要性を検討する必要があります。

本人の適性を十分に考慮したうえで，それに基づいた配置転換を行うことでよい結果が得られるという報告もありますので，安易に元の職場への復帰を結論付けることなく，幅広い検討を行いましょう。

一部には上記のような丁寧なプロセスを経て配置転換した労働者であっても，新しい部署でまた不適応をきたし，その対応としての次の配置転換でも類似の不調を繰り返すような例があります。このような労働者への対処法として，「治療的配置転換」は原則的に1回のみとする考え方を紹介します。

「治療的配置転換」とは，さまざまなハラスメント，明らかに職務適性がない，など職場要因が強いと考えられる場合に実施される配置転換です。この治療的配置転換の際には，対象者が提出した第１～第３希望の職場への配置転換を検討し，可能な範囲で実行します。その希望した新職場で就業継続が困難となれば職場要因の関与は強くないと判断され，これ以降は個人要因を中心にストレス耐性を高める取り組みなどによって対処を進めることになります。また治療的配置転換を実施する前に，当該労働者に向けて，次の職場で不調をきたした場合は次の職場を探すのではなく，労働者本人に焦点を当てた対応が行われることを十分説明しておくことも重要です。

実際の職場不適応にはさまざまな要因が複合的に関わっていると考えられますので，「治療的配置転換」を検討する際は，原則にとらわれ過ぎることなく必要に応じて柔軟な対応を心がけてください。　（森口次郎）

夏目　誠（2011）．疾患に応じた復職後支援の実際（ポイント）適応障害の観点から　産業精神保健，19，168-174.
廣　尚典（2013）．職場におけるメンタルヘルス対策の手引き　要説産業精神保健　診断と治療社
厚生労働省　中央労働災害防止協会（2009）．心の健康問題により休業した労働者の職場復帰支援の手引き

6 復職の受け入れを成功させるためには

063 key words

・復職　・個人情報開示　・再発防止

Q 復職の受け入れを成功させるために，受け入れ先の部署の社員に研修をしたほうがよいのでしょうか。研修をする場合，プライバシーへの配慮，講師の見つけ方についてアドバイスをお願いします。

A メンタルヘルス疾患で長期休職した社員を受け入れる部署の上司や同僚は，本人への対応について戸惑うところが多いです。また，受け入れる部署の環境は，本人の回復に影響を与えます。

しかしながら，こういう研修を行うということは，この本人がメンタルヘルスの理由で休職していたという情報を開示することになるので，個人情報の扱いには慎重にならなければいけません。まずは，このような研修を行う場合は，必ず本人の了解を得た上で行います。その場合，研修参加者にどのような個人情報を開示するかについて，本人と合意しておきます。開示する内容のパターンとしては，次の３パターンがあります。

①本人がメンタルヘルス関連の理由で傷病休職をしていた，ということのみ。

②本人の傷病名とそれに対する周囲の対応について。

③傷病名は開示しないが，具体的に周囲からどのようなサポートや対応が必要かということについては開示する。

内容的には，上司および同じ課の先輩社員などを集めて，１時間くらいの研修を行うことを勧めます。講師は社内の産業保健スタッフ，産業カウンセラー，EAP 機関の講師などに頼むとよいでしょう。研修にはふつう，下記のような内容が盛り込まれます。

①復職者の心理状態。復帰前後は不安が上昇する時期であるので，その時期の対応について。また，疾病の特徴としてアップダウンが時期的にある場合が多いことについて，解説とサポートの重要性。

②慣らし出勤がある会社は，その目的，方法，段階的ステップの説明。また，本人との進捗確認会議の行い方について。

③継続治療の重要性，および勤務期間中に通院する場合の周囲のサポートの必要性。メンタルヘルス疾患の場合は，病気の性質上，完治してから復帰する人はほとんどいません。よって，復職後も服薬を継続する人がほとんどです。そのことに対する職場の理解を深めます。

④職場復帰してもまだ回復途中であり，再発率が高い病気であることを理解する。

- 回復のペースが一進一退であること。
- 身体的にも影響を受けていることや環境の変化によって他の人々より疲れやすいこと。休職から復職という環境の変化によって体調を崩す人も多いので，仕事量を最初から増やさないように注意する。

⑤上司は再発防止のため定期的に本人から話を聴き，たとえば下記のような行動や態度面の変化が見られたら，速やかに関係者（人事，産業医，主治医など）に連絡する。また，復帰計画に関わる同僚なども下記のような変化の兆候に気づいた場合，速やかに報告する。

- 突発的な休みや無断の遅刻。
- 服装の乱れ。
- 呼んでも返事がない，一人でぼんやりしている，など。

⑥具体的，積極的に本人の仕事ぶりを認める。飲み会に誘うのは当面控える。飲み会に行くと気を使って疲労することもあるが，ほとんどのメンタルヘルスの処方薬は酒と同時に飲むと，効果が減少したり，副作用が出たりすることを考慮する。

⑦過去に昇任・昇格，人事異動などをきっかけに発病したことのある人に，人事異動や配置換えを行う際には，特に注意し，産業医に相談する。

⑧気を遣いすぎてかえって言動がぎこちなくならないように，基本的には，今までどおりふつうに接するようにする。

⑨励まさず，本人のペースを尊重する。

⑩本人が服薬していることに対して，罪悪感をもたないような環境づくりをする。

（市川佳居）

7 復職後の対応と復職判定の原理原則

064 key words

・復職面談　・診断書　・復職判定　・復職条件
・心の健康問題により休業した労働者の職場復帰支援の手引き

Q メンタル不調で休職していた労働者が復職したものの，すぐに再休職したり戦力になり得ない状態が長期化して，職場としてその対応に苦慮することがあります。また，精神科主治医から職場の実情にそぐわない軽減勤務を指示されるなど困惑することがあります。適切な復職判定の原理原則について教えてください。

A 職場復帰支援は業種や組織の規模によりますが，一定の休職復職の社内規定の整備と，職場関係者（産業医，非常勤精神科医，産業看護職，カウンセラー，人事労務担当者など）による復帰判定委員会の設置が望ましいと考えられます。主治医からの復職判断は，あくまでも医学面（疾病性）からの参考意見であり，最終的な判断と責任は職場側にあるからです。

また，職場は病院でもリハビリテーション施設でもないことは自明なことですが，日本では試し出勤が気軽に広く実施されているのが現状です。しかしながら，うつ病をはじめ多くのメンタル疾患の回復期は，症状的には不安定で，病状増悪や自殺を引き起こす可能性の高い時期にあることを忘れてはなりません。試し出勤期間中の事故に対する補償や賃金支払い有無など不明瞭な部分も多く，事前にしっかりと関係者間で協議する必要があります。

実際の復職判定の手順ですが，2004年に厚生労働省から「心の健康問題により休業した労働者の職場復帰支援の手引き」が公表され，その改訂版が出ています。労働者が職場復帰をはかる過程を，5つのステップに沿って職場側と本人，主治医などとの連携のあり方，とりわけ当該労働者のプライバシー保護に配慮した原則が具体的に示されています（Ⅰ-5(005)参照）。

ただし，この手引きは産業医をはじめ産業保健スタッフが存在し，人事労務も適正に機能していることが前提となっているため，中小事業場や分散事業場においては適用できない部分が少なくありません。この手引きを参考にしつつも，各事業場の状況（規模，産業保健スタッフの有無など）に即した職場復帰システムの構築，就業規則を整備することが大切です。

さて，復職判定の鍵となる判断材料が精神科主治医による診断書ですが，その内容に疑問を感じることが稀ではありません。１つは診断名に関して，精神医学的診断名が曖昧に表現されることが少なくないからです。本来の診断名とは言い難い，ノイローゼ，心因反応，自律神経失調症，神経衰弱，不眠症などが便宜的に使用される傾向にあります。また，精神科主治医の復職可能という判断は，原則的には病態レベル（幻聴や被害妄想の有無，抑うつ症状の軽減など）にもとづくことが多いうえ，患者擁護の立場にあります。そのため，実際に就労可能かどうかの判断が，必ずしも職場の現状と合致しないことがあり，やはり最終的には職場としての復職判定が重要です。

専門医がいなくても，一定の復職判定は可能です。復職判定は一義的には病気の良し悪しを判断するのではなく，決められた時間に出勤し，一定時間，待遇に見合った労務提供が可能かどうかを判断することだからです。

また，主治医からの復職判断を補完する復職面談は重要です。復職面談は，復職可能の旨の診断書が提出された後に，職場に朝一番の９時に来てもらうとよいでしょう。復職可能な診断書が出された後であれば，復職に際しての業務内容や時間など突っ込んだ話ができるからです。診断書の提出前から復職後のことについて突っ込み過ぎると（職場は善意でやるのですが），休職中の労働者にプレッシャーをかけていると訴えられる可能性があります。また，メンタル疾患の多くが朝起きづらかったり，午前中は体調不良のことが少なくありません。朝一番の面談時間に間に合わなかったり，満員電車に耐えられなければ，それだけで回復不十分と判断できるはずです。

同時に，各企業において復職可能条件を明確化させることも重要です。復職可能なレベル（メンタル面はもちろん，体力面，コミュニケーション能力など）を明確化させることは，公平な復職判定につながり，主治医からの実情にそぐわない軽減勤務指示などにも対応できます。

さらに，メンタル疾患は再発・再燃の危険性があることから，復職後も職場関係者のフォローは不可欠です。職場関係者は専門家ではありませんから，勤怠不良，業務能率の低下，対人トラブルといった事例性に焦点を当てていくのが肝要です。

（大西　守）

8 リワークプログラムの内容と活用法

065 key words

・リワーク ・リワークプログラム ・医療リワーク
・職リハリワーク（職業リハビリテーション-リワーク） ・職場リワーク

Q 最近，精神科医療施設，障害者職業センターなどで，休職中の労働者を対象にリワークプログラムを行っていると聞いたのですが，どのようなプログラムで，どのように活用したらよいのでしょうか？

A 近頃，「リワーク」という言葉が随所で使われ，概念が混乱していると思われます。私たちはリワークを，医療機関で行う「医療リワーク」，障害者職業センターで行う「職リハリワーク（職業リハビリテーション-リワーク）」，企業内や従業員支援プログラム（EAP）などで行われる「職場リワーク」に分けて考えています。違いは，「医療リワーク」は医療機関で行われる治療を目的としたリハビリテーションです。復職支援に特化したプログラムが実施され，再休職の予防を最終目標として働き続けるための病状の回復と安定を目指した治療です。健康保険制度のもとで厚生労働省が定める施設基準のあるデイケアや作業療法あるいは集団精神療法などで行われます。医学的な治療ですので利用者本人の自由意思に基づき行われ，費用の一部は自己負担となります。

一方，厚生労働省傘下の独立行政法人高齢・障害・求職者支援機構により都道府県に少なくとも1か所置かれている地域障害者職業センター（巻末資料参照）では，公共職業安定所と連携しながら職業相談から就労・復職支援および職場適応までの一貫した職業リハビリテーションサービスを提供しています。そして，休職している労働者に提供されるサービスが「リワーク支援」と呼ばれ，民間企業に在籍する休職者の職場復帰と職場適応および雇用主を支援していくプログラムで，私たちは「職リハリワーク」と呼んでいます。

企業内で行われる復職支援のためのプログラムなどを「リワーク」と呼ぶ場合があります。企業が社員に対し，安全に復職を果たすために行う支援で，休職中に行われるため，業務はさせないが出勤が可能かを確認します。職場での様子も観察することにより，安定した就労ができるのかを見極めることが大きな目的です。

復職への支援ということでは「医療リワーク」と「職リハリワーク」の違いを知ることが大事です。「医療リワーク」との最も大きな違いは，「職リハリワーク」では休職している社員の職場復帰に際して企業担当者や主治医に対してコーディネイトを行うことが目的となっており，本人への支援は「医療リワーク」ほど密度が高くありません。利用者本人に対するプログラムは「医療リワーク」でのプログラム内容と似ているので，このプログラムを受ければ復職がうまく進んでいくというような誤解がありますが，「職リハリワーク」の大事な役割は企業と主治医の協力を得ることであり，プログラム自体に再休職への大きな予防的効果があるとは考えられません。これに対して「医療リワーク」はあくまでも治療であり，病状の回復と再休職の予防を目的として行われます。

「職リハリワーク」は労働保険を財源とする公的なサービスであり，利用料は無料となっていますが，公務員は利用できません。これに対し，「医療リワーク」は健康保険が財源ですので，原則３割，自立支援医療制度を適応した場合には１割，の自己負担が発生します。

プログラムが終わり復職する時点がスタートです。復職して再び休職しないことが大事です。「医療リワーク」での予後についてはうつ病リワーク研究会がさまざまなデータを集めて発表しています。そのうちで最も注目される結果は，プログラムを利用して復職した群と通常の治療のみで復職した群を比較した結果です。両群とも大うつ病と診断され，休職が２回以上で休職期間が180日以上の例だけを集めて比較したとき，就労継続中央値（復職を継続している人が50％となる日数）が通常治療群では122日であったのに対して，リワーク群では686日という結果で，リワークプログラムの効果が示されました。

（五十嵐良雄）

うつ病リワーク研究会　http//www.utsu-rework

五十嵐良雄（2016）．リワークプログラムは再発予防に有効か　最新医学，71(7)，1527-1537.

9 復職時の管理監督者の受け入れ拒否への対応

066 key words

・寛解　・不完全寛解　・ラピッドサイクラー

Q うつ病の従業員が復職するにあたって，元の職場の上司が「うつ病は再発しやすいと聞いている。そのようなリスクの高い者は困る。」と，受け入れを拒んでいます。どうすればよいでしょうか。

A 労働者の精神疾患罹患や自殺が労働災害や公務災害として認定されるケースが急増し，職場側の責任が問われることが多くなりました。職場でのメンタルヘルス管理に関しても，職場が不要な責任を負わないためにリスクマネジメントに配慮する必要性が従来以上に高まってきました。

こうした状況から，職場の上司がうつ病に罹患した労働者に対して，必要以上に慎重になったり拒否的になることがあるのでしょう。しかしながら，うつ病に限った話ではありませんが，精神疾患の再発可能性だけを理由に職場側が復職を拒絶することはできません。復職を拒否できるだけの合理的な理由が必要だからです。

そのため，職場側に心配が残る場合にはきちんとした復職手順を踏んでいくことが重要です。1つは復職できる程度まで当該労働者のうつ病が回復しているかの確認です。当然ですが業務に復帰できるまで回復していなければなりません。ただし，実際はどの程度の回復レベルが目安になるか，当該労働者，主治医，産業医，人事労務担当者などと協議する必要もあります。

また，復職後において当該労働者は精神的健康を維持するための努力義務が生じます。復職後も当分の間，精神科治療（通院・服薬）の継続が必要と考えられ，その準備が確実にされているかの確認が必要です。

うつ病に限らず，精神疾患が再発・再燃を繰り返す可能性が高いのも事実です。精神科領域では「寛解」remissionという言葉で表現されますが，現在は良好な状態だが将来的には再び悪化する可能性があるという意味です。また，不十分ながら良くなった状態を「不完全寛解」，病状的にはまだ症状が残っているものの，社会生活には適応できる状態を「社会的寛解」と表現されることもあります。

寛解状態を維持するためには，精神科医療施設への通院・服薬が欠かせません。これを糖尿病や高血圧症と同じように慢性疾患と考えて，病気を抱えながらの職業生活をイメージすると理解しやすいでしょう。本来の糖尿病は治ったわけではないのですが，食事制限と糖尿病薬で血糖コントロールできている労働者は，普通に働いてもらうだけです。高血圧症自身は治っていなくても，降圧剤を服用して血圧コントロールができている労働者は，元気に働いてもらいます。つまり，「精神科の薬を服用している限り，まだ治っていないのでは」と心配する職場関係者は少なくないのですが，規則的に通院・服薬しているからこそ状態が安定していると考えるのが妥当です。

したがって，当該労働者が安定した状態が続いていても，産業看護職・カウンセラーなどによる職場復帰者への定期的な接触は不可欠です。もちろん，管理監督者もそれなりのフォローは可能です。状態が安定しているときの方が職場側の介入が容易であることを忘れてはなりません。声をかけ相談に乗りながら，規則正しい服薬や定期的な通院などを確認していくのです。

さらに，Qのような上司の言動の背景には，上司が管理監督者としての不安が影響していると考えられ，健康管理スタッフは当該労働者のフォローだけでなく，その対応に直接迫られる上司などに対してもフォローし，不安を取り除いていくことが大切です。

一方，悪くなるきっかけ（ストレス要因）として，家庭や職場でさまざまなものが想定されます。家庭要因（夫婦仲が悪い，借金を抱えているなど）に関しては，職場での対応は限界があるわけですから，必要以上に職場が口を出す愚を慎むべきです。職域で留意したいストレス要因としては，組織改編（リストラ），異動，単身赴任，昇進などが挙げられます。したがって，こうした職場での危険因子を抱える労働者に対しては，産業医や産業看護職が積極的に面談するなどの予防的な介入も必要になります。

稀ですが，双極性障害（V -13(086)参照）の一部に，適切な治療を受けているにもかかわらず躁状態とうつ状態を頻回に繰り返すラピッド・サイクラー（周期性の短い）と呼ばれるタイプがあります。主治医に相談するしかありませんが，治療が十分行われての結果なのか，治療が不十分なための現象なのかを職場としても判断する必要があります。　（大西　守）

10 リワークの頻回利用者・リワークに向かない人

067 key words

・リワーク　・リワークプログラム　・再休職　・復職

Q リワークプログラムを利用して復職しても再休職する労働者がいます。再休職時に同じプログラムを利用するのがよいのでしょうか？また，プログラムには向かない労働者はどのような人でしょうか？

A リワークプログラムを利用して復職しても再休職を免れない場合もあります。その率は当院のデイケア2005年１月～2016年12月までの10年間のデータ[1)]からは，復職した925人の生存分析を行った結果，就労継続率が１年後には78.4％，２年後が64.7％でした。すなわち，１年後には20％程度，２年後には35％程度の方が再休職することになります。もちろんこの方たちは平均での休職回数が２回以上，総休職期間も２年以上という難治の方々の再休職です。

このため，当院では７年前から「再利用者向けプログラム」[2)]を行っています。このプログラムはリワークプログラムを終了して復職したにもかかわらず再休職した方のためのプログラムです。そこでの経験からは次のようなことが言えます。

再休職する本人要因としては，病状が重いことが考えられます。しかしながら，繰り返すということに着目すれば，双極性障害や発達障害の可能性が出てきますが，その点を主治医が見逃している可能性もあります。

また，環境要因としては職場の要因がある場合も多いのですが，家庭や家族に関連する要因が多く見られます。たとえば親の病気や介護，同居する親と家族との関係，子供も含めた家族の病気や障害などが挙げられます。

このようなことから当院の「再利用者向けプログラム」では，以下の点に着目したプログラムを行っています。プログラムを頻回に利用する方には，以下のようなプログラムのあるリワークが，効果的かと思われます。

①再休職に至った経緯を振り返る中で，ストレス場面をシナリオ化し，スタッフと１対１でのロールプレイを行い，対処行動を見直すプログラム
②認知行動療法に基づく対処スキルを身につけるプログラム

③認知機能を活性化させて，遂行機能，注意機能，記憶機能を高めるプログラム
④仕事以外の生活領域も含む広義のキャリア概念を重視し，再休職しない「働き方」についての気づきを促す

さて，プログラムに向かない人々としては，内省力の弱い人や他罰的であり，自分を客観視できないパーソナリティーの人はプログラムに参加しても長続きしません。ただ，本人の復職へのモチベーションが高く，治療意欲が強ければ，復職後も順調な経過を取るケースもあります。

また，産業医や産業保健スタッフから説得され，しぶしぶ来院する方もいます。本人に治療の意欲のない方がプログラムに参加したとしても続きません。本人の治療意欲が復職という壁を打ち破っていく力となるのです。もちろん，病状が不安定な状態，あるいは，病識のない方も参加は集団でのリハビリ自体が無理です。これらの方々は，他の治療として個人カウンセリングに導入する，あるいは，入院治療を勧めることになります。

プログラムの成功を阻害する環境的な要素としてまず挙げられるのは，単身者です。規則的生活リズムの形成の困難さがあり，実家での療養や，生活リズム改善のための入院を勧めることもあります。復職後のフォローが特に難しい職種としては，専門職（医師や看護師など医療関係者・弁護士・教師・芸術家など）は，スモールステップでの職場での業務負荷が困難で，それだけに周囲の配慮が重要です。また，労災認定をされている人たちは，職場に戻るというモチベーションが低く，認定によって強化されている傷付き体験があり，復帰が難しい場合が少なくありません。　（五十嵐良雄）

1）五十嵐良雄（2016）．リワークプログラムのエビデンスと就労支援　デイケア実践研究，20(1)，34-40.
2）飯島優子・高橋 望・榎屋貴子・吉村 淳・福島 南・五十嵐良雄（2016）．リワークプログラムにおけるチーム医療　山本賢司（編）　精神科領域のチーム医療実践マニュアル（pp. 58-76）新興医学出版社

11 メンタルヘルス対策に関わろうとしない産業医への対応

068 key words
・産業医　・診療行為　・精神科医　・心療内科医　・専門性

Q 当事業場の産業医は「自分の専門外だから」と言って，メンタルヘルス対策に関わろうとしません。どうすればよいでしょうか。

A 「自分の専門外だから」というのは，「精神医学（心身医学）あるいは精神科（心療内科）の診療を専門としていない」ことを指しているのだと思われます。確かに，日頃は病院やクリニックで身体科（内科，外科など）の診療を行っている医師にとっては，精神科（心療内科）は「専門外」ということになるのでしょう。しかし，職場のメンタルヘルス対策は，精神科（心療内科）診療ではありません。

厚生労働省が示している「労働者の心の健康の保持増進のための指針」（I－4(004)参照）は，職場におけるメンタルヘルス対策のあり方をまとめたものですが，その中に記されている産業保健スタッフの主な役割は，職場のストレス要因を把握し，管理監督者と協力してその改善を図ること，労働者のストレス状況や心の健康問題を把握し，保健指導，健康相談などを行うこと，専門的な治療を要する労働者に適切な事業場外資源を紹介すること，心の健康問題を有する労働者の職場復帰および職場適応を指導，支援することです。言い換えれば，労働者自身によるセルフケア，管理監督者が行うラインによるケアに対する側面からの支援です。事業場内で，精神科や心療内科の診療を行うことでは決してありません。そもそも，労働安全衛生法規で規定されている産業医の職務に，診療（治療）行為は含まれていません。これらは，精神科医あるいは心療内科医でしかできないことではなく，（仮に彼らがスーパーバイザーのような形で当該事業場に関わっていたとしても）むしろ産業保健活動を役割とする医師，すなわち産業医こそが主体となって推進すべきものであるといえます。精神科医や心療内科医でも，「職場のストレス要因の把握と改善」「職場復帰および職場適応に関する指導，支援」などについては，特別な医学教育の中で学んできているわけではなく，それらに取り組む際には，最初のうちは暗中模索するところが大であるはずです。

職場のメンタルヘルス対策に精神科医あるいは心療内科医以外が関わることが難しいのであれば，腰痛予防は整形外科医あるいは神経内科医，騒音性難聴の防止は耳鼻咽喉科医，VDT 作業による健康障害対策は眼科医，整形外科医および神経内科医の関与が必要になってきます。はたしてそうでしょうか。また，彼らがその中核として常に適任と言えるでしょうか。言うまでもなく，腰痛対策も，騒音性難聴や VDT 作業による健康障害の防止も産業保健活動であり，産業医が積極的に取り組まなければならない課題です。

産業医である以上，産業保健活動はすべて守備範囲になりますから，その一部である「職場のメンタルヘルス」は，産業医の専門とするところの 1 つです。産業医を引き受けた以上は，その医師は職場のメンタルヘルスも自分の専門であるという自覚をもつ必要があるのです。産業医業務の特徴の 1 つに，いわゆる健常者（特段の健康問題を有していない者）と接する機会を多くもち，彼らの仕事ぶりや職業観などをつぶさに知ることができる点があります。これらを把握できていれば，精神医学についての専門知識（特に，確定診断，治療に関する事項）は，医師としてのベーシックな水準があれば足りると思われます。随時，各地で行われている産業医の研修会の類に参加して，それを補えばよいのではないでしょうか。

むろん，得手，不得手ということはありますし，産業医が非常勤であればメンタルヘルス対策に関与できる時間も多くはないでしょうから，どこまでの役割を産業医が受けもつかは，話し合いによって調整すべきです。また，そうすることで，関係者間の連携が深まり，活動全体を良質にすることにもつながります。場合によっては，費用がかかっても効果の面で，活動の一部を外部機関に依頼するのが妥当であるかもしれません。

繰り返します。職場のメンタルヘルス対策は，産業保健活動の一部であり，したがって産業医としては「専門内」なのです。貴事業場の産業医には，そのことをわかっていただかなくてはなりません。　（廣　尚典）

12 復職判定の際，面談で人事労務担当者が留意すべき点

069 key words

・復職判定　・復職面談　・事例性　・疾病性　・生活メモ　・家族　・歩数計

Q わが社ではメンタルな理由で休職した労働者の復職判定の一環として，人事労務担当者が面談することになっています。どういう点に考慮したらよいでしょうか。

A 職場としての復職判定の進め方についてですが，職場関係者からよく耳にするのが，「うちの会社の産業医は精神科以外の先生で，しかも月に１～２回顔を出すだけなので，とても復職判定まで頼めません」といった類の話です。確かに，苦しい事情はわかりますが，それでも職場において一定の復職判定は可能と考えます。なぜなら，復職判定は一義的には病気の良し悪しを判断するのではなく，決められた時間に出勤し，一定時間労働できるかを判断することだからです（Ⅳ-3（060），Ⅳ-4（061）参照）。したがって，人事労務畑の長い人が面談して判断するといったことも，大きな判断材料となり得ます。

具体的な面談の進め方ですが，（休職中の定期的な面談ではない）復職判定に関する面談であれば，原則として主治医から復職可能な旨の診断書が出された後に，朝一番の９時に職場に来てもらうことが勧められます。主治医からの復職可能な診断書が出た後であれば，復職に際しての条件や業務内容について突っ込んだ話をしても構わないというお墨付きが出たと判断されるからです。職場はよかれと思って，診断書が出る前から復職に際しての細かい話をもちだしてしまうと，「休職して療養中の社員に無用なプレッシャーをかけて，病気の回復を遅らせている」と非難されかねないからです。

また，うつ病例に限らず精神疾患の患者の多くが朝起きづらかったり，午前中の体調不良が少なくありません。つまり，決められた朝一番の面談時間に間に合わなかったり，ラッシュアワー帯の満員電車に耐えられないようであれば，それだけでまだ回復が不十分と判断できます。

面談に際しての内容ですが，人事労務担当者はメンタルヘルスの専門家ではないのですから，病状の良し悪しや症状の有無（疾病性）に焦点を当てるのではなく，休職状態での当該労働者の日常生活の規則性や充実度，満員電車など通勤に支障がないかどうか（事例性）を話題にするとよいでしょう。

その際，最低でも面談する前の２週間ぐらいの生活メモ（生活記録表）を記載して提出してもらうと有用です。生活メモの内容ですが，朝何時に起きて，午前中は図書館に行き，午後は公園を散歩し，何時に夕食をとって，何時に寝たといった簡単なものです。こうしたメモを記載してもらうと，職場側の有用な判断材料になるばかりでなく，当該労働者自身が自らの回復レベルを客観視する手助けとなります。なんとなく自分では回復したと感じていても，メモを振り返ってみると，週に２回は朝起きられない，公園にも出かけず一日中家に引きこもっていることに気がつくことができれば，「復職はまだ少し早いかな」といった自覚が生まれます。逆に，２週間毎朝きちんと７時には起きられているとなれば，職場関係者も前向きに復職を計画することができます。また，歩数計をつけてもらい，体力面・体調面での準備を確認するのも有効です（Ⅴ-14(087)参照）。

職場復帰を計画する場合，復帰先としては本人の拒否やパワハラ問題やセクハラ問題に起因しない限り，元の職場への復帰が原則となります。職場が変わると業務内容が変わり，周囲の人間関係も新たに構築しなければならないなど，新しい環境に適応するための心理的負担が生じるからです。したがって，復帰予定部署の上司や同僚との人間関係なども，ざっくばらんに話し合うことが重要です。業務負荷の軽減を目的に，当人に確認しないまま暇な職場に回してしまうと，「窓際族になった」とかえって目標を喪失し再び調子を崩してしまうことも少なくないので注意が必要です。

場合によっては家族にも同席してもらい，復職について一緒に検討するのも有用です。当該労働者はあせる気持ちが強く，無理な復職を望んでいることに家族が危惧を抱いている場合が少なくなく，復職判断に参考になる思わぬ情報を家族がもたらしてくれることもあります。復職判定の時点で，職場と家族との間に信頼関係を築いておくことができれば，復職後のフォローや再発再燃時の介入を容易にしてくれるはずです。　　　　（大西　守）

⑬ 長期休業者で復職後欠勤が目立つ者への対処のしかた

070 key words

・復職　・プレゼンティーズム

Q 精神疾患で長期に休業していた従業員が復職してきましたが，以前の半分の仕事もこなせず，欠勤も目立つ状態が続いています。どのように対処すればよいでしょうか。

A 復職当初からそうした状態が継続しているのであれば，まずその従業員が以前の仕事ができる状態にまで戻ることができそうかどうかを，主治医に問い合わせるなどして，確認する必要があります。精神疾患の中には，残念ながらそれが期待できないものもあり，そうであるなら現在の業務遂行能力で長期的に勤務が可能な部署（仕事）への配置転換も考慮する必要があります（障害者雇用の枠での雇用継続も検討する余地があるかもしれません）。

そのような例に該当するのでなければ，復職の可否および復職後の就業上の措置に関する判断が不適切であったと言えます。

まず，復職の可否ですが，まだ精神疾患の症状（抑うつ，不安など）が残っていた，あるいは生活リズムが就業時の状況まで復していない状況であったならば，復職は尚早であったと言わざるをえません。多くの精神疾患では，症状が消失したとしても，それが就業に耐えられることを意味するわけではないことが指摘されています。また，睡眠の時間帯がまだ大きくずれていたり，日中にまとまった睡眠をとっていたりするようでは，とても勤務を続けられるとは考えられません。ちょっとした外出でひどく疲れたり，人と接するのに苦痛を感じたりする状態がみられる場合も，同様です。「自宅にいるとかえって気が滅入る」とか「仕事をすることが刺激になって病状が改善する」といった理由をつけて，復職を希望する例もみられますが，職場はリハビリの場ではありませんし，そうした回復が不十分な姿を職場にみせることは，結果としてその後の本人の就業にも悪影響を及ぼします。さらに，症状の消失や生活リズムの改善が得られていたとしても，本人に就業に対する前向きな姿勢がないとうまくいきません。復職の可否判定にあたっては，１日を通じて作業に類することを安定した状態でできることを確認したいものです。そのために，生活記録表（日記のように，１日の行動や気分の変動を経時的に記すもの）を用いている職場もみられます。

職場関係者の目から見ると，本人がまだ就業できる状態にまで回復していないにもかかわらず，「復職可能」という意見書が主治医から提出されることもあります。この事態を避けるためには，休業中から本人の了解のもとに主治医と連絡をとり，書面などによって職場のさまざまな状況を伝えるとともに，どの程度にまで業務遂行能力が回復したら復職を認めるかの目安（たとえば，１日安定した精神状態で机にむかえる，短時間であれば会議に出席し，メモをとれる，外部からの電話による問い合わせに対応できるなど）をわかってもらっておくとよいでしょう。この場合，「不調に至る前と同等」というのでは，ハードルが高過ぎますから，職場が許容できる軽作業の範囲を提示することになります。

そのような要件をクリアするまでに状態が改善し，継続的な就業が見込めるようになったら，具体的な復職の日時，当面の業務内容などを決めますが，本人の希望を尊重しつつも，あまりそれにとらわれ過ぎないようにして，よく話し合うべきです。本人の希望には，焦りや仕事，職場に対する偏った考え方が反映されている場合があるからです。

また，復職後の丁寧なフォローアップも，確実に行いたいものです。本人が与えられた業務を確実に遂行できているか，何らかの困難を感じていないか，症状の再燃，再発はみられていないか，新たな問題が発生していないかなどを確認し，それらがみられたら早期に解決，改善に向けて関係者で対応することが望まれます。

ところで，復職支援とは少し離れますが，最近プレゼンティーズム（Presenteeism）が問題視されています。プレゼンティーズムとは，出勤はしてくるものの，何らかの健康問題により期待される成果（作業効率など）をあげられない状態をいいます。その原因は，精神疾患に限りませんが，やはり上述したような丁寧な対応が求められます。（廣　尚典）

14 休職と復職を繰り返している従業員への対応

071 key words

・復職判定　・復職面談　・診断書　・抱え込み

Q 精神疾患で数か月の休職・復職を繰り返している労働者がいます。職場としては，軽減勤務などそれなりの対応をとっていますが，うまくいきません。どのように対処すればよいでしょうか。

A 職場関係者が頭を悩まされる問題の1つが，メンタルな事由で休職した労働者の職場復帰判断とその後のフォローです。復職したものの，すぐに病状が悪化して休職に入るものや，休職・復職を繰り返す事例が少なくないからです。また，復職を表面的に果たしたものの職場の戦力とはなり得ず，"抱え込み"事例として延々と放置されることがあります。

こうした事態が生じている要因がいくつか考えられます。十分回復しておらず，仕事のパフォーマンスも悪いことがわかっていながら復職を認めた場合と，復職判定が不適切だったため，結果的に回復していない労働者の復職を認めた場合とでは意味が大きく違ってきます。その背景には，精神疾患罹患者の復職判定に際して労働者・家族と職場との判断が必ずしも一致しないため，曖昧なまま復職に至ることが少なくない点です。とりわけ，復職判定システムが整備されていない職場では，当該労働者に関してきちんとした判定手順を踏まない（踏めない）事例が目立ちます。

さらに，精神科領域での診断書の妥当性・信頼性に疑義があることが問題を複雑化させています。復職可能で通常業務に支障ないといった内容の診断書が精神科主治医から提出されたものの，上司など職場関係者（メンタルヘルスの専門家でなくても）から見ても，とても復職可能とは思われない事例や，復職したもののすぐに再度休職に至る事例が存在するからです。その背景には，精神科主治医が患者擁護を第一に，患者の意向に沿って，職場（企業）の利害まで考えずに作成したり，病状の良し悪しといった疾病性のみ注目して現実的な就労能力を判断していないことが少なくないからです。したがって，精神科主治医からの復職判断を無審査（自動的に）で承認してしまうと，結果的にすぐに問題が再発・再燃する事態が出現することになります。復職・休職を繰り返すケースの多くは，復職判定が甘かったり不十分だといっても過言ではありません。

こうした残念な事態を回避するためには，当然のことながら職場としてきちんとした復職判定を実施する必要があります（Ⅳ－3（060）参照）。復職判定システムが整っていない職場では，せめて人事労務担当者が復職面談を実施することになります（Ⅳ－12（069）参照）。

また，復職後も当該労働者の責任で治療継続を約束してもらう必要があります。精神疾患の特性として，再発再燃の可能性があるのは仕方がないとしても，きちんとした治療が継続されていれば，すぐに悪化するケースは少ないからです。病識に乏しく治療継続が危ぶまれる際には，事前に家族ともよく相談することが大切です。

一方，統合失調症などにおいては，治療によっても障害が残る場合があり，時にはリハビリテーションを目的とした就労形態（障害者雇用など）も視野に入れる必要があります。職場としての対応方針や就労目的が不明瞭なままで受け入れてしまうと，戦力になり得ない“抱え込み”になる可能性も否定できません。障害のある労働者に対し企業・組織の社会的責務があるのは言うまでもありませんが，周囲の労働者を含め職場全体の精神的健康を維持する責任も忘れてはなりません。すなわち，個人の健康と集団の健康とのバランス感覚といえるでしょう。また，小企業などにおいて，1人でもこういうパフォーマンスの低い労働者がいると倒産しかねない職場もあるでしょうから，企業・組織体力によっても対応が異なる現実があります。

不十分な回復レベルにある労働者の雇用に関しては，職場でのポリシー確立をはかりながら，産業医や産業看護職による継続的なフォローが鍵となります。障害が残存する精神障害者の就労に関しては，障害者雇用率の算定などに精神障害者も算定されることになりましたが（Ⅳ－15（072）参照），国レベルでの対応指針はまだ明確でなく，実際，職場関係者も暗中模索の状態です。精神障害者雇用のあり方や，実際のノウハウに関しては，職場関係者間でも論を深めていく必要があります。その背景基盤となる精神障害（者）の理解促進のための啓発活動として，職場での日頃からの教育研修活動が不可欠でしょう。

（大西　守）

15 精神障害者の雇用の仕組みと定着の支援

072 key words

- 障害者雇用義務制度
- 雇用率
- 精神障害雇用トータルサポーター
- ジョブコーチ

Q 精神障害者の雇用について，法的な裏付けと，その仕組みを教えてください。また，精神障害者では，職場への定着が難しいと聞きました。このあたりの支援についても教えてください。

A 障害者の雇用は，「障害者の雇用の促進等に関する法律（略称「障害者雇用促進法」）」に定められています。この法律は，障害者の職業の安定を図ることを目的とし，企業などの事業所等に向けては，そのための措置として「障害者雇用義務制度」や「障害者雇用納付金制度」などが定められています。

<障害者雇用義務制度>

障害者の雇用義務制度では，民間企業をはじめとする事業所や公的機関に対して，「障害者雇用率制度」（以下，法定雇用率）が適用され，それぞれ常用雇用者数に対する一定割合に相当する数以上の障害者（障害者手帳の取得者）の雇用義務が課されています。法定雇用率は「労働者の総数に占める身体障害者・知的障害者である労働者の総数の割合（失業者も含む）」を基準として設定し，少なくとも５年ごとに，この割合の推移を考慮して政令で定めるとしています。現在は，民間企業は2.0％以上，また，国・地方公共団体，独立行政法人等は2.3％以上，都道府県等の教育委員会は2.2％以上の法定雇用率が定められています。そして，101人以上の事業主で法定雇用率を満たしていない事業所は障害者雇用数が１人不足当たり月額５万円の納付金の納付が義務付けられています（ただし，101人以上200人以下の事業主に関しては，2015年４月から５年間は４万円に減額する経過措置が設けられています）。法定雇用率の対象となる障害は，従来は身体障害者，知的障害者のみが対象とされていましたが，2006年４月から精神障害者（精神障害者保健福祉手帳取得者）も雇用率にカウントできるようになりました。さらに障害者雇用促進法の改正により精神障害者が法定雇用率の算定に加わり，2018年４月から現行の雇用率が0.2％引き上げられ，2020年度末までにさらに0.1％引き上げられる予定です。

<精神障害者の定着課題と支援体制>

以上の法律の後押しもあり，精神障害者の就職件数は年々増加の一途を辿っています。一方，ハローワークを通じて一般企業に就職した精神障害者のうち，１年後の定着率が49.3％という調査結果が示されており，身体障害者の60.8％，知的障害者の68.0％と比較しても定着率に課題が見られ，従来より精神障害者の就労定着は大きな課題となっています(※1)。

こうした状況を踏まえ，2008年よりハローワークでは精神障害者雇用トータルサポーターが配置され，カウンセリング等の業務に加え精神障害者に関する企業への意識啓発，雇用事例の収集，職場の開拓，就職に向けた準備プログラムや職場実習の実施，就職後のフォローアップなどを行っています。

地域障害者職業センターでは，職場への円滑な適応を図るため職場適応援助者（ジョブコーチ）支援を提供しています。これは職場にジョブコーチが出向いて，障害者及び事業主双方に対し，仕事の進め方やコミュニケーションなど職場で生じるさまざまな課題や職場の状況に応じて，課題の改善を図るための支援を行っています（「職場適応援助者（ジョブコーチ）支援」についてはⅠ-10(010)も参照）。また，就労移行支援施設では，利用者が就職した後６か月間は仕事上生じる課題や悩みについて相談ができるなどの定着支援が受けられます。

以上に挙げた公的制度による支援の他，最近は精神障害者に特化した人材紹介を行っている民間企業で精神保健福祉士や臨床心理士などの専門家が職場と連携した定着支援や育成に向けた教育プログラムを提供している機関もあり，民間独自の特色を生かした支援を行っているケースもあります。

（中田貴晃）

独立行政法人高齢・障害・求職者雇用支援機構　http://www.jeed.or.jp/

※1　高齢・障害・求職者雇用支援機構障害者職業総合センター（2017）．障害者の就業状況等に関する調査研究（調査研究報告書 No.137）

16 精神障害者雇用の義務化

073 key words
・精神障害者　・障害者雇用促進法　・法定雇用率

Q 最近，職場で話題にのぼることが多いのが，2018年度からの精神障害者雇用の義務化の話です。「従業員50人以上の企業では，最低1人は精神障害者を雇用しないといけないのか」といった類のこともよく耳にします。そもそも，その前提となる「障害者雇用促進法」における，法定雇用率の決め方についてもよくわかりません。あわせて教えてください。

A 障害者の権利擁護や差別解消の一連の施策のなかで注目されてきたのが，精神障害者の雇用の問題です。身体障害者・知的障害者と比較して精神障害者の雇用は遅れていると考えられます。障害者雇用促進法は1960年に制定されましたが，精神障害者（精神障害者保健福祉手帳所持者）が障害者雇用数として算入されるようになったのは2006年のことです。

また，従来の精神障害者雇用といえば，統合失調症者が主な対象でしたが，最近ではうつ病・双極性障害，さらには発達障害者の雇用支援に変わりつつあります。こうした新たな精神障害者群の雇用支援に関しては，関係機関や企業などにおいてノウハウの蓄積が少なく，とまどいの声が少なくありません。せっかく精神障害者を雇用しても，職場への定着率が他障害者と比較して低いのも頭の痛い問題です。そのため，厚生労働省では2017年度から新たに職場の同僚などが支援できるように「精神・発達障害者しごとサポーター」の養成が始められました。

こうした状況下，職場関係者の話題にのぼることが多いのが2018年度からの精神障害者雇用の義務化です。「従業員50人以上の企業では，最低1人は精神障害者を雇用しないといけないのか」といった類の話も耳にしますが，それは誤った理解です。「障害者雇用促進法」（障害者の雇用の促進等に関する法律）の障害者の法定雇用率の決め方について理解が足りないからでしょう（表）。

現行の算出基準の方法は，国全体の常用労働者数と失業者（求職者）数のうち，どの企業も障害者雇用を公平に分担していく目安を示すものです。法

表　法定雇用率の算出方法

●現行の算出方法

$$\text{障害者雇用率} = \frac{\text{身体障害者及び知的障害者である常用労働者数} + \text{失業している身体障害者及び知的障害の数}}{\text{常用労働者数} - \text{除外率相当労働者数} + \text{失業者数}}$$

● 2018 年度からの算出方法

$$\text{障害者雇用率} = \frac{\text{身体障害者，知的障害者及び}\textbf{精神障害者}\text{である常用労働者数} + \text{失業している身体障害者，知的障害及び}\textbf{精神障害者}\text{の数}}{\text{常用労働者数} - \text{除外率相当労働者数} + \text{失業者数}}$$

※太字追加部分に注目

除外率とは，空港運輸業や医療業等の事業場で，障害者が就業することが困難とされる職種の労働者の占める割合。

定雇用率は５年ごとに見直されており，2013年４月に2.0％と引き上げられ現在に至っています（従業員50人以上）。つまり，従業員1,000人の企業では，1000人×0.02＝20人の障害者雇用をしなくてはならず，未達成の企業では，未達成１人あたり月５万円の障害者雇用納付金を支払わなければなりません（障害者雇用納付金に関しては，従業員100人以上が対象）。

算定基準の分子のところに注目してもらうと，現行では身体障害者・知的障害者のみの数で算出されているのです。2006年から精神障害者が障害者雇用数にカウントされるようになりましたが，それは身体障害者・知的障害者の代わりに雇用したとみなされるもので，雇用義務ではありません。それが，障害者雇用促進法の改正に伴い2018年度から法定雇用率の算出基準の分子の部分に，精神障害者（太字部分）が入ることになるのです。分子が増えるわけですから，法定雇用率は上昇します。2018年度から法定雇用率は2.2％に引き上げられ，対象事業主の範囲が，従業員45.5人以上に広がります。

いわゆる「精神障害者雇用の義務化」といわれるのは，社会全体が精神障害者の雇用義務を負う理念表明です。各企業は法定雇用率遵守のため，身体障害者・知的障害者だけで達成してもなんら問題はありませんが，精神障害者雇用に積極的に取り組む意識改革を期待したいところです。　（大西　守）

コラム　精神障害者スポーツ活動の動向

障害者スポーツといえば，身体障害者を中心としてパラリンピック，知的障害者を中心としたスペシャルオリンピックスを想起する人が少なくないでしょう。ところが，精神障害者スポーツに関しては，この対応がほとんどないのが現状です。日本における精神障害者スポーツは，入院施設から地域主体のスポーツへと移行してきましたが，他障害と比較して脆弱な組織基盤，キーパーソンの不在など多くの課題があります。

こうした状況下，2001年に競技性を重視した第１回全国精神障害者バレーボール大会が開催され，2008年より全国障がい者スポーツ大会（従来は身体障害者と知的障害者の選手のみで実施されていました）において，精神障害者の正式参加が認められました（精神障害者バレーボール競技）。他障害と同一レベルでのプライバシー確保が原則となり，大会参加資格も精神障害者保健福祉手帳所持者に限定するなど一層の明確化が求められています。

統合失調症の選手は，抗精神病薬の服用に伴うパーキンソン病症状によって，適切な運動能力が阻害されていたり，体重増加に悩まされていましたが，非定型抗精神病薬の単剤投与によって，運動能力の改善が認められるようになりました。

職域においても，積極的なスポーツの導入は喫緊の課題です。うつ病労働者への運動療法の導入はもちろん，日常的な運動がもたらすメンタル面での予防効果が期待されるからです（V -14(087)参照）。メタボリックシンドロームで注目される運動効果ですが，メンタル面での効果は予想以上です。

2020年のオリンピック・パラリンピック東京大会を控え，障害者スポーツへの関心が高まっており，精神障害者スポーツにとっても大きな起爆剤になることが予想されます。

三障害合同の活動は，障害者雇用の面でも注目されていますが，精神障害者スポーツ領域に関しても，企業イメージ向上のためにも，さまざまな形で留意していく必要があります。

（大西　守）

V

精神疾患・治療

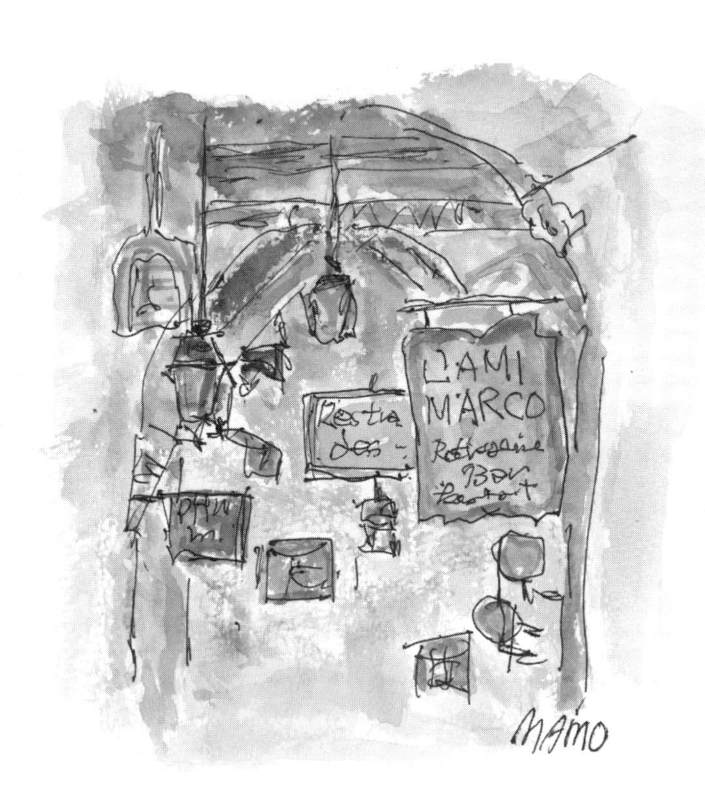

1 統合失調症の特徴と対応

074 key words

・統合失調症　・被害妄想　・新人研修　・SST（社会生活技能訓練）
・精神科薬物療法　・精神科リハビリテーション

Q わが社には統合失調症の労働者が在籍していますが，時々周囲を戸惑わす言動などコミュニケーションが苦手なようです。また，被害的になったり，攻撃的になることもあります。この病気の特徴なのでしょうか。また，職場はどう対応したらよいのでしょうか。

A 統合失調症（統合失調症性スペクトラム障害）は精神科領域の代表的な疾患で，多彩で特異な病像を示し，しばしば慢性の経過をたどります。100人に1人程度に発症し，思春期が好発時期で，25歳以降の発症は稀です。真の原因は不明ですが，遺伝，性格，環境，ストレス，ホルモンなどが複合的に関与していると考えられます。

新人研修期間中などに統合失調症が顕在化することがありますが，多くは学生時代にすでに発症していたものの見逃されていて，社会人になって集団性や社会性が求められる場面で顕在化したと考えられます。

教科書的な概念は幻聴や被害妄想が出現する急性期（症状が顕在化して重い状態）の記載が中心のため，派手な症状が強調されるきらいがあり，統合失調症の患者に対して一般的に怖いイメージを抱いてしまうのは残念です。

むしろ，職場において就労レベルにまで回復した罹患労働者は，精神症状そのものよりも，生活の規則正しさ，対人関係維持，服装など身の回りの管理などが問題になることが多いようです。また，病識が希薄なことも少なくないこともあって，現実把握が時に不適切なものとなります。したがって，質問のような労働者の行動は，性格というよりも症状の一部と理解した方が妥当かもしれません。

治療の原則としては，その病期に即した対応が必要で，急性期には精神科薬物療法が中心となり，継続的な服薬が必須です。

ところが，精神科薬物療法に関して根強い誤解や不信感があります。「精神科の薬を長く飲むと，かえって悪くなる」「クセになるから恐い」といった類いの話です。また，精神科の薬というと精神安定剤（抗不安薬）と思われがちですが，幻覚や妄想に作用する抗精神病薬，うつ状態に作用する抗うつ薬，てんかん発作をコントロールする抗てんかん薬，睡眠を改善する睡眠薬など多くの種類があります。薬への依存性を心配する人もいますが，医師の指示できちんと服用すれば依存性の問題は少なく，むしろ勝手に薬を減量したり不規則に服用する方が危険です。最近の精神科薬剤の発達はめざましく，医師と相談しながら上手に活用していくのが基本的な対応です。

そして，薬物療法によって症状が落ち着いてきた時点で，社会参加・社会復帰を目指したさまざまな精神科リハビリテーションが実施されます。精神科デイケア，小規模作業所，SST（Social Skills Training：社会生活技能訓練）などを，その人の症状や障害レベルに合わせて選択されます。

就労も１つの重要課題と位置付けられており，職場では病状のみならず，対人関係や就労に関する生活障害にも気を配る必要があります。障害が残る場合があり，時にはリハビリテーションを目的とした就労形態も視野に入れる必要があります。職場の対応方針や就労目的が不明瞭なままで受け入れてしまうと，戦力になり得ない“抱え込み”になる可能性も出てきます。

職場で問題が生じた際の原則的な対応方法ですが，不適切な言動や態度がみられたときには，その都度具体意的に指導するとよいでしょう。叱っても無意味ですし，「自分で考えなさい」という指導も現実的ではありません。SSTや認知行動療法を活用して，どういう場面で問題が生じやすいかを明確化させ，職場での困難場面を設定しながらその対応方法を学んでもらうのも１つの方法です。

その前提として，規則的な通院や服薬がなされているかの確認もとりたいところです。可能な限り，家族と連携する必要があります。被害妄想が強く，職場において被害的な言動が顕在化した場合には，論理的な説得は難しいので，否定するのではなく，受け流したりつらさに共感する姿勢が基本となるでしょう。すなわち，病識欠如時の対応，治療継続や規則正しい服薬のチェック，生活全般にわたるアドバイスなどに関しては，上司や産業保健スタッフの役割分担，家族や精神科主治医と連携などに留意していくとよいでしょう。

（大西　守）

2 森田療法の概要・実施施設と職場での活用方法

075 key words

・森田療法　・入院森田療法　・外来森田療法　・生活の発見会
・森田療法的アプローチ　・神経症　・メンタルヘルス岡本記念財団

Q 森田療法の概要と，実際に森田療法を実施している施設や組織を教えてください。また，職場ではどんな活用方法が可能でしょうか。

A 森田療法とは東京慈恵医科大学精神科教授であった森田正馬（まさたけ，しょうまとも言う）が，自らの神経質症状克服の体験から生まれた精神療法です。体系化されたのは1920年頃といわれ，近年では中国，アメリカ，ヨーロッパなど海外でも普及しています。

神経症（森田神経質）の発症に関しては，思春期に好発し，背景要因として性格傾向（未熟，神経質，完全主義），生育歴や家庭環境，慢性的なストレス状況などがあり，何らかの出来事（人前で恥をかく，電車の中で気持ち悪くなったなど）を契機に神経症が発症すると説明されます。

森田療法の原法は，入院療法（絶対臥褥（ぜったいがじょく）期，軽作業期，中作業期，重作業期）で，最初の1週間にわたる絶対臥褥期は，食事や洗面以外の楽しみを禁して不安に直面させるものです。しかしながら，最近では原法に忠実な入院森田療法は，一部の大学附属病院などで実施されているのみです。

そのため，外来森田療法もしくは外来での森田療法的アプローチが主流となってきました。精神科薬物療法の発展と相まって，治療対象の変遷と拡大が図られ，日記指導，講話や作業といった集団精神療法も加味されます。適用症として，神経症（強迫性障害，対人恐怖，不安障害）やうつ病の遷延例，適応障害などがあげられます。健康人を対象としたメンタル面での健康法，職場全体のメンタルヘルスを考えるヒントとしても注目されています。

森田療法の治療は，症状の良し悪しにのみ着目するのではなく，症状や悩みを抱えつつも生活の質や活動性をいかに向上させるかに重点が置かれます。

＜森田療法の言葉のヒント＞

健康な一般労働者を対象とした健康維持やストレス解消法として，森田理論のオリジナルに多少とも修飾が加えられていますが，職場での助言としてすぐに応用可能です。

- 「悩みの存在は，向上心の証」：悩みやコンプレックスはいやなことかもしれないが，その存在があるからこそ向上心や克己心が生まれる。それらを克服する努力によって，その人の質や人間性が高まっていく。
- 「気分本位から目的本位へ，行動パターンを変化させる」：感情や気分は天気と同じで，好天にこしたことはないが，悪い日（雨の日，風の日）もある。雨の日は嫌いだと思っても，用事があれば出かけるのが目的本位の考え方。感情の良し悪しで行動を決めていく（気分本位）のではなく，気分が悪くても，やるべき仕事を片付けていく姿勢（目的本位）である。
- 「感情はコントロールできないが，行動はコントロールできる」：前者にやや似るが，悲しい，つらい，不安といった感情に襲われるのは自然である。しかしながら，悲しくても，不安であっても，無理すれば一定の行動は起こせる。自信がないことは仕方がないが，自信のないまま行動を起こすことは可能で，その積み重ねが，やがて自信を生み出していく。
- 「実体験は忘れない」：頭だけの理解ではなく，体得重視も森田的発想の特徴である。子どもの頃に覚えた自転車乗りや水泳は大人になっても忘れない。理屈ではなく体得したからだ。ちょっとしたコツや工夫で仕事の壁を突き破れば貴重な体験となり，次の困難に立ち向かうことができる。
- 「過去は変えられないが，未来は変えられる」：母子関係や養育歴に悩む労働者は少なくないが，必要以上に「とらわれて」いることもある。過去は過去のものとして，いかに未来を切り開くか，発想の転換である。

（大西　守）

森田療法に関係する機関・団体

日本森田療法学会　http://www/jps-morita.jp

森田療法の普及，発展を促進を目的として設立された学術学会。

生活の発見会　http://www.hakkenkai.jp

森田療法を相互に学習しあう自助グループで，全国に約2,000名，120ヵ所以上の支部組織をもつNPO法人。

(公財)メンタルヘルス岡本記念財団　http://www.mental-health.org

神経質症を克服した故岡本常男氏によって設立。「心と健康」に関する総合的な調査・研究，森田療法の研究に資金援助，啓発活動を展開している。

3 認知療法の概要と対象疾患

076 key words

・認知　・認知行動　・スキーマ

Q 認知療法の対象疾患と，その概念，職場での活用の仕方などを教えてください。

A 認知療法では，ある出来事に対して本人がそれをどう受け止めたか，どのような見方をしたのかなどといった認知体系（考え方・視覚的イメージ）によって，結果として不快な感情や問題行動などがおこり，心の問題や症状となって表れると考えています。そうした認知体系を第一のターゲットとして修正していくことで心の問題や症状を軽くしていき，最終的には，本人自身が認知療法を用いてセルフコントロールできるようになることを目指します。認知療法のモデルとしては，アーロン・T・ベックの認知療法，アルバート・エリスの論理情動療法，ドナルド・マイケンバウムのストレス免疫訓練などがあります。

ベックの認知療法の基本概念として，自動思考，認知の歪み，スキーマがあります。自動思考とは，ある場面に直面したときに「自動的」に頭に浮かんでくる考えのことです。自動思考の中には論理的に誤った思考パターンがあり，これを「認知の歪み」といいます。「認知の歪み」をもたらすのは，個人の中にある，かなり一貫した認知の構えである「スキーマ」です。

たとえば，職場で失敗すると，自分はダメな人間という考えがしばしば浮かんできて，このために自分に自信がもてず，ますます失敗を繰り返したり，憂うつになったり，不安になることが中心的な問題である場合，「自分は，ダメだ。価値がない」などという自己評価を下げるような考えがこの人の「スキーマ」です。この場合，このスキーマが頭に浮かぶときに的を絞って，それを記録するようにします。

認知療法より一歩進んだ認知行動療法においては，クライエントの自動思考を検討し，認知の歪みを修正することによって気分を改善するだけでなく，行動を変化させていきます。

認知療法の対象疾患の第一番目にあげられるのは，うつ病です。認知療法は1960年代初頭に，ペンシルバニア大学認知療法センターのベックが，気分が滅入って何もする気がしなくなる病気「うつ病」の治療法として始めました。その後は，「うつ病」以外のさまざまな問題の治療にも用いられています。たとえば，ストレス全般，不安，いらいらや怒りなどの感情の問題，対人関係の問題，心身症，神経症，摂食障害， PTSD，依存症などの問題に効果が期待できます。

認知療法および認知行動療法は，マニュアルに沿って進められるので，カウンセリングにあまり馴染みのない方にも入っていきやすいカウンセリングです。また，ワークブック形式で宿題が出て，カウンセリングを進めますので，遠隔地の方に電話やインターネットでのカウンセリングをする場合には特に便利です。

職場での活用方法としては，産業保健スタッフや職場のカウンセラーがストレスで悩んだ従業員の相談を受けたときなどに，宿題として，①いつ，どんなことがおこったか，②そのときの状況，③どんな感じがしたか（不安，焦り，いらいら，怒りなど），④そのとき，心に浮かんだ考え（自動思考）を，従業員に記述してもらいます。これによって，カウンセリングのセッション中に自動思考の妥当性，合理性を吟味し，そこに認知の歪みがないかを検討し，もし歪みがある場合，より合理的な思考に置き換えます。その結果，クライエントの感情が健全なものに変化していくことを目的とします。

また，病気ではない従業員の方に，認知療法の理論を普段の仕事に生かしていただく方法として，「マインドフルネス」があります。マインドフルネス的瞑想を仕事をしている中でとりいれることにより，創造性が高まり，記憶力も向上するといわれています（Ⅱ-15(031)参照）。　（市川佳居）

4 出社困難の誘因と対応方法

077 key words

・出社拒否症　・うつ病　・失踪　・挫折体験　・ひきこもり　・自殺

Q 出社困難にはいろいろな誘因があると聞いています。誘因や対応方法について教えてください。

A 出社困難というのは1つの病名ではなく，出社拒否・困難に至る多彩な病態が考えられます。単純に上司とウマが合わない場合から，職場のいじめ，不安障害，うつ病，発達障害，若者の“ひきこもり”などさまざまです。

この問題を捉える大事なポイントが2つあります。1つは上司・同僚との人間関係や労働条件など職場環境の問題です。そして，もう1つが個人要因で，性格的な問題とうつ病，不安障害，統合失調症，適応障害，発達障害，飲酒など精神疾患の存在です（V－1(074)，V－17(090)参照)。

中高年齢労働者の出社拒否症では，中間管理職的な立場にあって，家庭でも職場でも立派に仕事や役割をこなし，周囲から信用を得ていた人たちがほとんどです。それがある日，突然とも思われる“失踪騒ぎ”や長期欠勤が始まるので，周囲の上司や家族にとって合点がいかないことが多いようです。

とはいえ，突然のスランプのように感じられる不調も，当時の様子を詳しく調べてみると，それなりの前兆を認めることが少なくありません。1つは残業や休日出勤が続き，心身ともにかなり消耗している場合で，うつ病や適応障害を示唆する症状が多くみられます。

職場や家庭でも，表のような現象はうつ病などの初期徴候を示す重要症状です。

一方，20代，30代の若手社員の出社拒否症では，周囲が理解できるほどの医学的原因が認められないこと，周囲に迷惑をかけていることへの本人の葛藤が少ない点が特徴です（V－21(094)参照)。うつ病など気分障害が存在するのは間違いありませんが，その治療意欲や受療行動がいいかげんで，社会人としての自覚が乏しいものがあります。いわゆる新型うつや発達障害が背景にあることが少なくありません。

表　職場や家庭でみられる，うつ病などの初期症状

仕事の能率が落ちる，仕事への意欲に欠ける
眠れない，熟睡感が得られない，朝起きられない
家事ができない，買い物が面倒
食欲がない，味がしない，気晴らし喰い
感情的になる，ため息をつく，涙もろい
自殺願望をほのめかす
過剰飲酒，過量喫煙

そこには，逃避あるいは退却の心理特性が観察され，「出社したいのに出社できない」という葛藤が少ないのです。事実，週末になれば自分の趣味やボランティア活動に熱中していることもめずらしくありません。学生時代は優等生タイプが多く，挫折体験がなく，家族の対応も過保護で，職場だけでの対応には限界があります。したがって，病気という医学的な問題と，家庭環境や社会性欠如といった両面から理解していかなければなりません。

対応方法の原則としては，まずうつ病の存在を想定する必要があることから，産業医や産業看護職の役目は重要です。診断をつける必要はありませんが，精神科医につなぐ役割が求められます。とりわけ，失踪するようなケースは自殺の危険性も高いため産業保健スタッフの迅速な対応が求められます。

また，カウンセリング的な働きかけとしては，社会生活からの逃避・退却という特徴をもち，葛藤が少ない分，時間をかけて心を解きほぐしていくとともに，日常生活の規則化，社会人としての自覚の促進といった教育的配慮も必要となります。

本来の能力は優秀な人が多く，すぐに社会人として落伍者と烙印を押すのではなく，可能な限り職場で育てていく姿勢も必要です。　（大西　守）

5 成人期の発達障害とは

078 key words

・発達障害　・自閉スペクトラム症　・注意欠如・多動性障害

Q 最近，発達障害という言葉をよく聞きます。その概念や診断及び治療について分かりやすく教えてください。大人になってから発達障害を名乗る人も増えているような気がします。

A 発達障害（developmental disorder）は，一般的に，乳児期から幼児期にかけてさまざまな原因が影響し，発達の「遅れ」や質的な「歪み」，機能獲得の困難さが生じる心身の障害を指す概念です。一般人口の５～６％と推定されています。代表的な障害としては以下のものがあります。

精神発達遅滞（知的障害）
自閉スペクトラム症（ASD：自閉症・アスペルガー症候群・特定不能の広汎性発達障害などを含む）
特異的発達障害（学習障害（LD），運動能力障害）
注意欠如・多動性障害（ADHD）

ADHD や ASD の一部の人々は生育過程で機能水準が高ったり，対処能力が上がり適応能力は改善しますが，成人期にまで症状が残存する場合も少なくありません。近年では知的な問題のない，発達障害の人々が多く知られるようになっています。これは，社会が高度化してコミュニケーション能力や集中力などをより高度に求められるようになっていることも大きな要因です。

＜自閉スペクトラム症（ASD）＞

ASD は，米国精神医学会の基準では，①対人的相互作用（社会性）の障害，②コミュニケーションの障害，③行動と興味の範囲が狭く限られる事，の３領域について診断されてきま～した。成人期の疫学データは明確ではありませんが，わが国では人口の0.9～1.6% が ASD に該当する可能性があると推定されています（国立精神・神経医療研究センター調査）。

ASD の基本症状として，まず「社会性の障害・コミュニケーションの障害」が挙げられます。状況認知に極端なズレがあり，他者の認識や心理状態に配慮した言動ができず，通常必要な配慮に欠けることで社会適応を損ないます。

次に「行動と興味の範囲が狭く限られる事（こだわり）」が挙げられます。強迫観念に類似しますが，通常，常同反復的で，自我親和性が高く，葛藤は内在しないことが多いものです。その人の精神年齢あるいは，一般社会通念からみて，あまり意味の無い事象へのこだわりで，時間，場所，色，形，規則，回数などにこだわり，現実の社会生活を著しく損なってしまいます。

また，感覚異常も症状の１つであり，これは音，臭い，光などの刺激に対する過度の過敏さあるいは鈍感さです。

ASD の治療の主たる目的は，適応を改善することであって，障害自体を無くす（治癒させる）ことではありません。成人期には心理社会的接近（カウンセリング，環境調整，認知行動療法等）と薬物療法が行われます。上記の基本障害に関する効果については有効な薬物療法が確立されていないため，環境を調整しながら患者が社会適応を改善できるような，ソーシャルスキルを個別の患者の特性に合わせ具体的に指導していくことが必要となります。

＜注意欠如・多動性障害（ADHD）＞

注意欠如多動性障害のことで，①注意の障害，②多動性の問題，③衝動性の問題をもつ発達障害の１つです。成人期 ADHD の有病率は，小児期の約半分位の3.4％（WHO 調査世界調査平均）と報告されています。

基本症状として，仕事などでケアレスミスをすることや，忘れ物，なくし物が多い，約束を守れない，間に合わないなど，「不注意」であることが挙げられます。また，落ち着かない感じや，煙草やコピーなどで頻回に離席する，目的のない動きなど，「多動性」といった症状もみられます。このほか，思ったことをすぐに口に出す，行動に移してしまう，後で後悔するような衝動的判断が多い，といった「衝動性」も症状の１つです。

治療は，適応を改善するため，成人期には心理社会的接近（カウンセリング・認知行動療法・環境調整）と，薬物療法が有ります。成人期の ADHD に適応のある治療薬は日本ではコンサータとストラテラの２つの薬が認可されています。実際の治療では，その他付随する不眠，不安，抑うつなどの症状に対する薬物療法も併用されます。治療は精神科で行われますが，対応可能な施設はまだ限られています。

（小野和哉）

6 発達障害が疑われる社員への配慮

079 key words

・発達障害　・ABA・応用行動分析

Q 職場で発達障害が疑われる社員がいます。一定の配慮が求められていますが，具体的な接し方，仕事の与え方，職場環境への配慮など教えてください。

A お願いしたはずの仕事とは違う結果が上がってくる，率直すぎてお客様の気分を害してしまった，周りの空気が読めない社員，など皆さんの職場の周囲にいませんか。

小さい頃は一人で好きなことをして過ごしていれば時間が過ぎていきますが，成長して年齢と共に複雑な人間関係と社会生活の中で，生きにくさを感じるようになり，発達障害に初めて気付くのが大人の発達障害の特徴です。

しかし，人は誰でも，家庭の環境や学校・職場の環境，いろんな環境に影響を受け，一生涯を通して発達していきます。成長とともに発達障害の人も改善されていくことが多くあります。また，適切な支援と周囲からの理解があれば，どの年齢からであっても，改善へ進めます。

職場での対応方法としては，EAP カウンセラーや産業保健スタッフ，あるいは上司が発達障害のある社員のコーチになって，ご本人にコーチングを行います。発達障害の方に大変効果があると科学的に証明されているコーチング方法として，応用行動分析の随伴性理論（ABC 方式）を紹介します。

応用行動分析は，B.F. スキナーが生みの親と言われている介入方法で，増やしたい行動を「標的行動(B)」といい，その行動の直前の状況や出来事を「先行事象(A)」といい，標的行動の直後の状況や出来事を「後続事象(C)」といいます。ABC 方式では，行動の直後に出現する後続事象を変えることによって，望ましい行動を増やす介入を行います。よって，随伴性の分析は標的行動に影響しそうな先行事象(A)や後続事象(C)を書き出すことから始めます。

当該社員が好ましいと思うような後続現象(C)を好子（こうし）とよび，好子が出現することにより，直前の標的行動(B)は強化されます。逆に，本人が好ましくないと感じる後続現象(C)を嫌子（けんし）とよび，その場合，直前の標的行動(B)は弱化されます。

行動弱化の例

先行事象(A)	標的行動(B)	後続事象(C)
1日の終わりに	上司にメールでホウレンソウに沿って進捗報告をした	上司から返事はなく無視されたと感じた(−)

上司に報告をしても，良いとも悪いともフィードバックがないと，この進捗報告をするという行動(B)は弱化，つまり段々と減っていきます。

行動強化の例

先行事象(A)	標的行動(B)	後続事象(C)
1日の終わりに	上司に口頭でホウレンソウに沿って進捗を報告をした	上司から褒められ，感謝された(＋)

上司に報告をした後に，「しっかりとした報告で助かったよ」とか，「ホウレンソウができるようになったね」と褒められたり，感謝されたりすると，この進捗報告をするという行動(B)は強化，つまり増えていきます。

発達障害のある社員のコーチングでは，職場で求められている行動で強化したい標的行動(B)をきめ，その行動を強化するための後続事象(C)を上司や人事などがこまめに提供することが重要です。

強化したい標的行動(B)は人によってさまざまですが，たとえば下記のような行動があります。1．職場であいさつをする，2．ホウレンソウのマナーを守る，3．職場の服装，会話のTPOなどが適切にできる，4．人に頼めるようになる，5．相手の気持ちを聞く，6．自分の得意分野，苦手分野を人に伝える，7．指示を受けたらメモをとる，8．大切なものの置き場所を決め，なくさないようにする，9．アラームで時間を管理する，10．気分が乱れたときにはタイムアウトをする，などです。

一方，発達障害のある方は，リサーチ，調べ物をする業務，ある物事を深める作業，緻密な作業，数値・文字情報の分析，反復的行動，マニュアルの作成などが得意です。そのように得意分野のスキルが発揮できる職場では重宝され，非常に高い生産性を発揮する可能性があります。長期的に本人が活躍できるキャリアプランを会社の中で立ててあげられるといいでしょう。

（市川佳居）

7 トラブルが絶えない労働者への対応

080 key words

・パーソナリティ障害

Q 職場で周囲の同僚・上司とトラブルが絶えない労働者がいて困っています。パーソナリティ障害というウワサもあり，職場としてどう対応したらよいでしょうか。

A 人にはそれぞれ個性があります。その極端な偏りをもつ人物像が，医療用語でいうパーソナリティ障害群（米国精神医学会『精神疾患の診断・統計マニュアル』）に当てはまります。パーソナリティ障害にはさまざまな区分があります。

主な例をあげると（以下の用語の後に「パーソナリティ障害」が付きます），

- 猜疑性：他人のことを悪意あると解釈し，不信と疑い深さを示す
- 回避性：不全感を抱き，否定的な評価に対する過敏性を示す
- 反社会性：他人の権利を著しく無視し，そして侵害する
- 境界性：人間関係，自己像，感情の不安定さと，著しい衝動性を示す
- 自己愛性：誇大性や賞賛欲求の強さを示し，共感の欠落を示す
- 依存性：世話をされたい過剰な欲求があり，しがみつく態度を示す
- 強迫性：完璧主義，統制，秩序に頑なにとらわれる態度を示す

などとなります。

たとえば，境界性パーソナリティ障害は，「見捨てられることへのなりふりかまわない態度」「理想化（最高だと言う）とこき下ろし（最低だと言う）の極端な揺れ動き」「衝動的な態度や怒りの表明」などが特徴です。昨日まで素晴らしいと言われていた上司が，その翌日には最悪だと言われてしまうような事態が起こり，当事者も周囲も振り回されるようなイメージです。

それでは実際に，職場ではどのように接したらよいのでしょうか。それにはいくつかの鉄則があります。

○客観的事実を記録し示す

本人の感情に巻き込まれないためにも，５Ｗ１Ｈなどに基づいた事実を記録し，必要に応じて示す（事実はルール違反を明示する場合にも必要です）。

○対応を一貫させる

問題を見て見ぬふりしない。場当たり的な対応をせず，違反は違反として一貫して注意を促し，例外を作らないことです。

○特別扱いをしない

「対応が怖い」「騒ぎが大きくなる」などを理由に，つい対応が後手になりがちです。本人の問題行動へのエネルギーは大きなものです。「一度，許された行為を繰り返す」という悪循環に陥らないよう注意が必要です。

○対応は出来れば複数で行う

上司や人事担当者など，対応に迫られる人の精神的疲労は決して少なくありません。対応者が感情に巻き込まれないためにも，複数で対応を行うことが望まれます。また，対応者への労いも必要です。

○専門的スタッフにつなげる

本人も改善の手を求めている場合も少なくありません。産業保健スタッフや EAP（従業員支援プログラム）につなげることも必要です。

○産業保健スタッフが抱え込まない

時に必要以上に本人に関わってしまう場合があります。支援側の疲労困憊を予防するためにも関係部門が連携を絶やさないようにする必要があります。

この他，上司のステージで行える対応としては，

- 思いや感情への応答は，業務間に絞る（業務対応としての枠組み）
- 業務への支障を客観的に指摘し，具体的な解決方法や禁止事項を伝える
- 上司が抱え込まず，早い時期から人事などと事態を共有する

などです。いずれにせよ，一筋縄でいかないのがパーソナリティ障害への対応です。本人の思いを受け止めつつも，ルール違反や職場の生産性に影響が出ている場合は，一貫した対応が求められます。　（渋谷英雄）

8 DV 被害を受けている社員への対応

081 key words

・ドメスティック・バイオレンス（DV）　・暴力

Q 社員が，夫からの DV で相談にきました。対応方法について教えてください。

A DV とは，配偶者や恋人からの暴力のことで，2001年には配偶者からの暴力の防止及び被害者の保護に関する法律（DV 防止法）が成立し施行されています。社員の夫婦間の問題は私的な問題ですので，対応は微妙になります。

DV はとてもデリケートな問題で，無理に介入しようとすると，逆に被害者に危険が及びかねません。

そこで，安全確保から始めます。まず被害者の生命に危険がないか判断し，いざというときの避難プランを作成します。具体的には，夫から暴力を受けたときに，どの荷物をもって，誰の家に行くのか，という計画を妻とカウンセラーは立てます。このように，避難プランとは，避難経路の確保，避難場所の確保（実家，友人宅，DV 被害者避難所など）を指します。安全が確保された後の DV カウンセリングでは，被害者自身が DV の本質や影響を理解するための支援的・教育的カウンセリングを行います。

DV 被害者の心理的特徴として，自責の念や恥の意識の強さ，夫の暴力は自分の至らないせいであると思っている，などがあります。また，自己主張をすると夫が怒るというサイクルを何年も経験した結果，自己主張ができなくなってしまっている場合も多々あります。カウンセリングでは被害者である妻が自分で自分を守り，自分の人生に自信と責任をもてるように，支援的アプローチを用います。

DV は相手の行動に左右されて解決までに時間がかかるため，被害者は心理的に非常に不安定な状態が継続します。産業保健スタッフあるいは EAP による継続的ケアを勧めます。

また，子どもがいる場合は，DV の加害者である一方の親が子どもに暴力を振るっている場合もあります。場合によっては児童相談所に DV の被害者である社員を紹介する必要もでてきます。その場合は本人と話し合って，子どもと親，両方のプライバシーに配慮しながら行う必要があります。

DVは個人の問題ですが，しばしば職場に影響が及ぶ場合があります。妻（被害者）が社員で，夫（加害者）は社員でない場合，妻の相談を受けて会社の上司や産業保健スタッフが妻に安全な場所への避難を勧めた後に，夫が職場に怒鳴り込んでくる可能性があります。夫の態度によっては警察を呼んで対応します。その際には妻の安全に影響がないように配慮します。また，場合によっては怒った夫が妻の上司や同僚に暴力を振るう場合があります。夫の暴力の被害が会社の関係ない同僚にまで及ばないように，企業は配慮する必要があります。門に守衛がいる場合は，守衛に夫の写真を渡しておいて，門から入れないようにする工夫が必要です。

夫婦両方が社員だった場合，社員同士ですので，会社内ではセクシュアル・ハラスメント防止という観点も検討する必要があります。また，DVがおこっているという報告が一方からあった場合，対応は特に慎重にすべきです。万が一，夫を呼び出して注意をするものなら，家に帰ってから夫が妻に暴力で仕返しをしかねないからです。その場合，妻に安全な場所（実家，友人など）へ行くように助言することを勧めます。また，その助言の内容については，会社側は妻の安全性を考えて，夫からは聞かれても決して伝えないことが重要です。

一方，DVの加害者である社員が相談してくる場合もあります。その場合，アンガーマネジメントや暴力をしないでパートナーと接する方法について学ぶカウンセリングセンターに紹介をするといいでしょう。　（市川佳居）

配偶者からの暴力の防止及び被害者の保護等に関する法律（平成13年4月改定）
<http://law.e-gov.go.jp/htmldata/H13/H13HO031.html>

9 てんかん発作への対応

082 key words

・てんかん　・てんかん発作　・光刺激　・抗てんかん薬　・脳波検査
・月経障害

Q 職場でてんかん発作を起こして救急車を呼ぶ騒ぎになった女性労働者がいます。ここ１年間で同様のことが２回発生しており，職場として今後どういう点について注意を払うべきでしょうか。

A てんかんとは種々の原因による慢性の脳障害で，神経細胞の過剰活動に由来する反復発作（てんかん発作）を特徴とします。原因や発作型によって発病年齢が異なりますが，児童期までに 60～70％が発病するといわれています。

特発性てんかんは原因不明の脳の機能障害と考えられ，症候性てんかんは脳疾患・脳損傷（出産障害，頭部外傷，脳血管障害など）が原因です。

てんかんの症状は意識消失やけいれん発作だけでなく，急に爆発的に怒りだしたり不機嫌になる不機嫌発作もあります。脳波検査が不可欠で，異常の有無の検索だけではなく，発作型の確定や治療薬（抗てんかん薬）選択の判断材料となるので重要です。

職場で労働者がてんかん発作を起こした場合には，以前からてんかんをもっていたものの発作はコントロールされていた場合と，過去にてんかんの既往がまったくない場合とでは対応が異なります。

抗てんかん薬の規則的服用によって発作はかなりコントロールできますが，発作出現の誘因となる睡眠不足，過労，精神的緊張，性ホルモン（月経，妊娠），感覚刺激などに影響されるので，職場においてストレス要因に思い当たるものがあれば環境調整も必要になります。まずは，過重労働の有無や仕事上のストレスをチェックしてください。プライベートな生活指導まで職場が介入できませんが，基盤となる生活リズムや睡眠リズムの安定化について話し合う場面も出てくるでしょう。発作を誘発する感覚刺激の代表的が光刺激ですから，テレビやコンピュータ画面など VDT 作業状況にも気を配りたいところです。また先述したように，抗てんかん薬の規則的・継続的な服用が不可欠です。

一方，過去にてんかん発作などの既往がない場合には，成人においては脳出血，脳腫瘍，頭部外傷などの器質疾患の存在が疑われますので，迅速な受診・精密検査などの対応が望まれます。また，抗精神病薬や抗うつ薬の副作用としてけいれん発作が出現することがあるので，服用している薬の確認も必要です。

やや専門的になりますが，女性のてんかん患者において，月経障害の合併はめずらしくありません。職場において，女性から積極的に月経障害を含めて訴えられることは稀だと考えられますが，生理休暇への配慮なども望まれます。女性のライフサイクルやQOLの観点から，産業保健スタッフはてんかんだけでなく包括的な視野が必要でしょう。

職場での原則的な事前対応としては，発作が出現したときに転倒・転落の危険性がある場所の有無（通勤途上も含め），自動車運転の可否など，安全確保を最優先させて職場環境に配慮する必要があります。一方，発作がほとんどないケースの場合，どこまで就労形態や自動車運転を制限するのか，実際にはなかなか判断に迷うことが少なくありません。また，抗てんかん薬の中には眠気を出現させるものもあるので，主治医と産業医・産業看護職との間で十分な情報交換が必要になります。

てんかんに関しては，職場関係者の理解が十分でないことも多く，誤解や偏見の対象になる危険性もあります。必要によっては教育・啓発活動が重要ですが，プライバシー保護との兼ね合いも気をつかうところです。

本ケースのように職場で発作を起こしてしまったことで，当該女性労働者はかなり落ち込んだり恥ずかしいと感じていると予想されますので，精神面でのフォローも大切です。

なお，てんかんの患者・家族を支援している団体として，日本てんかん協会があげられ，必要な情報提供を行っています。　（大西　守）

(公社)日本てんかん協会　www.jea-net.jp/

10 勤務中の眠気と睡眠時無呼吸症候群

083 key words

・睡眠　・睡眠時無呼吸症候群　・ナルコレプシー　・睡眠相後退症候群
・うつ病　・反復性過眠症

Q 睡眠時無呼吸症候群という病気が話題になりました。昼間の強い眠気が特徴であると聞きました。職場で頻回に居眠りを繰り返す従業員はほとんどそれに該当すると考えてよいでしょうか。

A 睡眠は，精神疾患などの精神面の不調により影響を受けやすく，また良質の睡眠が確保できない状態が続くと，自律神経系，内分泌系，免疫系のバランスに影響を与え，心身の健康が阻害されたり，各種の持病が増悪したりすることが知られています。仕事面においても，注意力，集中力，思考力などの高次機能を低下させ，焦燥感を高めるなど，広範にわたる業務遂行能力に多大な悪影響を与えかねません。また，車両の運転や機械の操作に携わる労働者にとっては，業務を安全に遂行するためにも，よい睡眠をとることが極めて重要です。

したがって，職場の健康診断や健康相談では，労働者の睡眠状態を確認し，それに問題がある場合には，原因を調査したり，必要に応じてその改善に向けての助言，指導を行ったりすることが望まれます。

望ましい睡眠時間は，人によって異なることが知られています。睡眠の不足は，日中の眠気が指標の１つになると言われています。しかし，緊張を要する職場で頻回に居眠りをするとなると，これは睡眠に関する病気の可能性を考える必要があります。

睡眠時無呼吸症候群は，列車事故に関する報道などを通じて，よく知られるようになりました。大きないびきと睡眠時の不規則な呼吸（呼吸停止）が特徴で，覚醒時の口渇，朝の頭痛を伴う例も多くみられます。現在では診断，治療法がある程度確立されてきているため，早期発見，早期治療の取り組みが望まれます。

しかし，昼間に強い眠気を催す原因は，睡眠時無呼吸症候群以外にも少なくありません。確かにそれに該当しないかどうかを確認することは大切ですが，「昼間の眠気→睡眠時無呼吸症候群」と決めつけ，他の健康障害を見落としたり，助言が不適切になったりしないように注意が必要です。日中強い眠気が出現する主な原因としては，他に次のようなものがあげられます。

ナルコレプシーは，日中会議や打ち合わせなどの重要な場においても，発作的な眠気におそわれて眠りに落ちてしまうことが毎日のように起こります。睡眠発作（本人も気づかないうちに眠り込んでしまう場合をいう）の際，全身あるいは部分的な筋の緊張低下が出現するのも特徴です。睡眠中にある程度意識は保たれた状態で体を動かすことができない睡眠麻痺（いわゆる金縛り），入眠時幻覚もしばしばみられます。

睡眠相後退症候群は，睡眠時間帯のずれによって日中に過眠がみられるもので，いわゆる時差ぼけなどとともに，概日リズム睡眠障害の１つに位置づけられます。生体リズムの変化により睡眠時間帯が著しく後退し，明け方にようやく眠りに就いて昼頃になって起床するというのが典型例です。無理に起床し出社しても，午前中は業務効率が大幅に低下し，午後になって改善がみられてくるというパターンをとりがちです。

うつ病は，大半の例で不眠（特に早朝覚醒）がみられますが，一部の例では過眠が生じます。季節性うつ病では，秋から冬にかけて抑うつ状態が出現し，不安，過眠，過食といった症状を伴います。これは日照との関連があると推測されています。

反復性過眠症は，昼夜を問わず，１日18時間以上眠る状態が３日から３週間ほど続き，その後まったく症状が消失します。

女性では，性周期に関連して強い眠気が現れる例もあります。これは黄体ホルモンの影響によると考えられています。

また，夜間に十分な睡眠時間が得られないような生活習慣，特に深夜に及ぶゲームやスマートフォンの使用が，最近問題になっています。薬の副作用の可能性にも注意が必要です。

いずれにしても，専門医を受診して鑑別診断を受けた上で，治療などを決定することが勧められます。受診先は，睡眠時無呼吸症候群を専門としているところでもよいでしょう。そのような機関では，通常他の病気でないことを諸検査によって確認する手順を踏んでくれるはずです。　（廣　尚典）

11 睡眠時無呼吸症候群以外の睡眠障害

084 key words

- ナルコレプシー
- 特発性過眠症
- 睡眠不足症候群
- 概日リズム睡眠覚醒障害
- むずむず脚症候群

Q 睡眠時無呼吸症候群以外にも，仕事に支障をきたす睡眠障害があると聞きました。代表的なものを教えてください。

A 睡眠障害国際分類では約90種類の睡眠障害がありますが，そのうち日本の勤労世代で比較的よく見られ，仕事に支障を来す睡眠障害を紹介します。

(1) ナルコレプシー

ナルコレプシーは，耐え難い眠気が主症状となる「過眠症」の代表的疾患です。思春期が発症のピークで，新入社員で居眠りが問題になっている場合に疑う疾患の１つです。

主な症状は，日中の強い眠気，情動脱力発作などです。日中の強い眠気は最も支障をきたす症状です。商談中など，普通なら居眠りしない場面でも眠り込みます。通常10～20分程度で自然に目覚め，一時的にすっきりしますが，２～３時間以内に再び強い眠気に襲われます。情動脱力発作は，笑ったり，びっくりした直後に膝の力が抜けたり，顔の表情がこわばる発作です。

診断は，臨床症状と反復睡眠潜時検査（MSLT：multiple sleep latency test）の検査結果などで行います。MSLTは眠気の客観的な検査で，日本睡眠学会の睡眠医療認定施設（A型）で行えます。

治療は各症状に対する対症療法を行います。日中の強い眠気に対してはモダフィニル（モディオダール）などの覚醒維持薬が，情動脱力発作に対しては抗うつ薬が処方されます。

症状をコントロールし，十分な睡眠時間を確保できるように配慮すれば，健常人と同様に働くことは可能です。ただし職業運転手や高所作業など，本人や周囲の安全に関わる作業は避けるべきです。

(2) 特発性過眠症

「過眠症」の１つであり，十分な量の睡眠を取っているにもかかわらず熟睡感が乏しく，寝ても寝ても眠い状態が一日中続く疾患です。情動脱力発作は起こりません。発症年齢は10～20歳代で，若年層の社員で居眠りが問題になっている場合に疑う疾患の１つです。

診断と治療，職場での配慮内容は基本的にはナルコレプシーと同じです。

⑶　睡眠不足症候群

睡眠不足が慢性的に続くことにより，日中の眠気やさまざまな機能低下が出現するという病態で，日本人のすべての勤労世代で起こり得ます。個人差はあるものの，平均的に必要な睡眠時間は20代で７～7.5時間，40代で6.5時間，60代で６時間程度です。睡眠時間がこれに満たない，土日に平日より２時間以上長く寝ている場合は睡眠不足を疑い，睡眠時間延長を指導します。年齢相応の十分な睡眠時間を２週間程度取っても症状が改善しない場合は，他の睡眠障害の鑑別のため睡眠医療認定施設に紹介します。

⑷　概日リズム睡眠覚醒障害（睡眠相後退型）

社会生活上望ましい時刻よりも遅い時刻にしか入眠・起床することができないという睡眠障害です。若年者に多く見られ，定刻での出勤ができないなど，社会生活に支障が生じます。この症状は，体内時計のリズムが社会生活のリズムよりも遅れていることが原因です。パソコンやスマートフォンなどのブルーライトを発するディスプレイを夜遅くまで見ている，などの生活習慣が体内時計のリズムを後退させます。まずはこれらの生活習慣を改めるように指導しても改善が見込めない，出社困難などの問題が生じている場合は，Ａ型の睡眠医療認定施設に紹介しましょう。

⑸　むずむず脚症候群（RLS：Restless legs syndrome）

下肢にむずむずするような異常感覚を感じて，動かしたくてたまらなくなるという「脚症状」のために，「不眠」になる疾患です。脚症状は，じっと座ったり寝ているとひどくなりますが，歩いたり，貧乏ゆすりをすると楽になります。また夕方から夜に強くなるため，深刻な不眠を引き起こし，抑うつ症状の原因になることもあります。鉄分不足が一因となるため，女性にやや多く見られます。RLS を疑ったときは，Ａ型の睡眠医療認定施設や神経内科に紹介します。

（加藤憲忠）

12 うつ病をこじらせてしまう背景要因

085 key words

・難治性うつ　・新型うつ　・現代型抑うつ　・うつ病　・受療行動

Q うつ病で休職する社員が少なくありません。どういう病気でしょうか。また，長引いて困っている労働者がいます。うつ病をこじらせてしまう背景要因についても教えてください。

A 最近，働き盛りの労働者のうつ病やうつ状態の存在が目立ちます。職場においてうつ病患者や自殺者が発生した場合に，職場の管理責任が従来以上に厳しく問われる可能性が高く，リスクマネジメントの観点からもうつ病への適切な対応や自殺予防が不可欠です（Ⅱ-12(028)参照）。

うつ病の発症は，職場ではどの年代でも重要で，男女比は１：２と女性が多いようです。うつ病になりやすい人は陽気で明るい，社交的，世話好き，まじめなど，仕事熱心な人と言われていましたが，最近では「新型うつ」「現代型抑うつ」という若者を中心に葛藤が目立たず他罰的な性格の人も出てきました。うつ病の真の原因は不明ですが，いくつかの誘因があげられます。転勤，異動，入学，定年，子離れなど生活環境や学校・職場での変化です。事故，災害，戦争など社会状況の変化や，難病，慢性疾患，後遺症といった身体疾患が引き金になることもあります。バセドウ病や糖尿病による内分泌異常や，妊娠・出産に伴う内分泌変化にも注意を要します。

治療の中心は，十分な休養と薬物療法です。うつ病の薬物の進歩には目覚しいものがあり，SSRI（選択的セロトニン再取込み阻害薬）やSNRI（セロトニン・ノルアドレナリン再取込み阻害薬）などが注目されています（Ⅴ-13(086)参照）。必要に応じて，抗不安薬や睡眠薬が併用されます。

うつ病をこじらせてしまう要因には，いくつか考えられます。

１つは，患者の受療行動が悪い場合で，少し病状が良くなると，勝手に薬の服用をやめたり減らしたりするなどです。十分回復していないまま無理に復職して，すぐに悪化するような例が少なくなく，復職判定にも問題があります。こうした状態を繰り返すと，こじれて慢性化してしまいます。

２つ目として，家族のうつ病への理解不足や失職を心配して，必要以上に当人を励ましたり，服薬・受療に関して否定的なアドバイスを与える場合です。その際には，産業医や主治医などを通じて，家族に対しても病気理解のための教育を行ってもらう必要があります。

３つ目として，上司など職場の対応に問題がある場合です。病気の理解不足から根性論で対応したり，無理やり酒席に引っ張りだす類です。当該労働者が仕事にのめり込むタイプだと，結局また悪くしてしまうこともあります。したがって，職場において業務量の管理や仕事への取り組み方への指導も再発予防に不可欠です。職場のストレス源をしっかり洗い出してください。

４つ目として，精神科主治医の技量が劣っている場合です。精神科薬物療法が不十分だったり不適切なこともあります。本人・家族に対して病気の説明や生活指導が行なわれないため，周囲の患者への対応が不適切なことになる場合もあります。また，患者などの希望を優先させて抗うつ薬の不適切な減量が行われることもあります。こうした場合には，セカンドオピニオンという意味からも，他の医療機関での相談・受診も考えられます。精神科主治医の治療内容に疑義があっても，職場主導で主治医交代云々を指示できる立場にはありませんが，当該労働者の方から相談があった際には，言及する必要もあるでしょう。もちろん，産業医と主治医との連携も効果的です。

また，うつ病は回復しても，また新たなストレスを契機に再発・再燃を繰り返す傾向がある病気の代表で，職場をしばしば休んでしまうのもこじれた状態といえるでしょう。頻回の休職を繰り返す事例においては，リワークプログラムの積極的な活用が考えられます（Ⅳ-10(067)参照）。

最近話題になっているのが「難治性うつ」の存在です。治療者・患者・職場などにおいて適切な対応が行なわれているにもかかわらず，２年以上良くならない例が30％出現するという報告があります。つまりうつ病例においても，統合失調症や双極性障害などと同じように，慢性疾患として（しかも障害が残る例）として対応せざるを得ない事態も予想されるのが現実です。

このように職場での対応方法としては，復職判定を適切に実施して不完全な状態での復職を阻止すること，復職後に元気に働いている場合でも，当該労働者・家族と職場の産業医，産業看護職，カウンセラーなどが連携を密にしていく必要があるのです。

（大西　守）

13 双極性障害とうつ病の違い，双極性障害の対応方法

086 key words

・単極性うつ病　・躁うつ病　・双極性障害　・気分安定薬　・躁的興奮

Q 双極性障害の社員がいるのですが，うつ病とは違うのでしょうか。職場での対応方法や留意点について教えてください。また，精神科薬物療法の違いもあるのでしょうか。

A 双極性障害は，従来は躁うつ病と呼ばれていました。周期的に感情障害（躁状態，うつ状態）を繰り返す疾患をさし，落ち着いている状態（間けつ期）は正常な状態にあり，原則的に欠陥を残さないといわれます。従来分類では躁病，うつ病，躁うつ病の３つに分けられていました。ところが，最近の診断分類 DSM-5では，病態，家族歴，遺伝学的観点から「双極性および関連障害群」というカテゴリーで「抑うつ障害群」と明確に分離され，「統合失調症スペクトラム障害」との間に位置づけられています。つまり，従来の概念でいえば，統合失調症とうつ病の中間に位置づけられたイメージです。うつ病で発症したものの，その後双極性障害に転ずるものが２～３割あるといわれ，若年者の発症例では慎重に経過を追う必要があります（V -12(085)参照）。

双極性障害は躁状態が目立つ双極Ⅰ型障害，躁状態が目立たない双極Ⅱ型障害，気分循環性障害（軽躁病エピソードを満たさない軽躁症状と，大うつ病エピソードを満たさないうつ症状が多数認められる）に大別されます。最近の知見では，診断分類の相違はともかく，躁状態が含まれる双極性障害の事例は難治と考えられています。

したがって，質問の事例については，単極性のうつ病と双極性障害とは別の病気として考え，残念ながらその対応も長期化して難しくなる可能性が指摘できます。

躁状態においては自我感情が亢進して，自信過剰，爽快気分，疲れを感じないなどの症状が出現します。おしゃべり（多弁）になり，外出や訪問が多くなります。夜中であっても，相手の都合を考えずに電話をかけまくるといった具合です。多くの（誇大的な）計画をたて，莫大な支出を図ることもめ

ずらしくありません。職場の上司に，立場をわきまえず意見するといったこともあるでしょう。

そのため，周囲は当人に対して押しとどめようと抑制的な対応をとりがちですが，そうした抑制に対して攻撃的な態度をとって激しい興奮状態に陥る（躁的興奮）ことがあり，周囲の対応も困難を極めます。睡眠障害も出現しますが，眠れないというよりは，寝るのを惜しんで活動することが多いからです。食欲も亢進しますが，過活動のために体重は減少することもめずらしくありません。

早急な精神医学的対応が望まれますが，本人が頑として受診を拒否することも少なくないでしょう。とはいえ，本当に激しい躁状態は何日も続かないのが通常で，少し落ち着いてから対応した方がうまくいくかもしれません。もちろん，職場と家族との連携が不可欠です（Ⅲ－2（033）参照）。

治療に関しては，単極性のうつ病と同様に，精神科薬物療法，精神療法，社会的サポートが中心となります。薬物療法に関しては，最近の知見では抗うつ薬はあまり効かないと考えられ，気分安定薬（気分変動の波を少なくする炭酸リチウムや抗てんかん薬など）の投与が中心となります。激しい興奮が見られるときには，抗精神病薬も使用されます。抗うつ薬の効きが悪いので，単極性うつ病と双極Ⅱ型障害とは慎重に鑑別する必要があります。

注意すべき副作用としては，眠気，ふらつき，手のふるえ，便秘，口渇などが考えられます。気になる症状があれば，精神科主治医とよく相談するよう助言するとよいでしょう。服薬開始初期に認められる軽い眠気やふらつきは，４～５日で解消することが多いようです。

双極性障害の６割は気分安定薬の長期服用で新たな病相の出現を予防できるといわれ，予防に重点を置いた対応が肝要です。したがって，職場においても，継続的な通院や服薬の確認は大切です。少し元気すぎる，派手な服装になる，おしゃべりになったと感じたら，早めに受診や相談を勧奨してください。

（大西　守）

14 うつ病治療としての運動や生活習慣の改善

087 key words

・ウォーキング　・歩数計　・うつ病　・生活記録表

Q うつ病治療には薬物療法だけでなく，運動や生活習慣の改善が重要だと聞きました。実際のやり方や留意点について教えてください。

A うつ病は十分な休養と適切な薬物療法で回復することが識られていますが，十分回復しないことがあります。薬がうまく効かなかったり，ストレス源が解消できなかったり，十分軽快する前に無理をしてしまうなど，こじらせてしまうことが少なくないからです（Ⅴ-12(085)参照）。この状況の打開策の１つとして生活リズム（特に睡眠覚醒リズム）の安定化と適度な運動が考えられます。生活リズムを安定させるには生活記録表の記入が勧められます。何時に起きて，午前中からきちんとした服装で継続的に図書館に通い，午後は散歩して，夜は何時に寝たという具合です。うつ病例では午前中の調子が悪いことが多い（日内変動）ので，午前中の活動は大切です。

適度な運動に関してはウォーキング導入がよいでしょう。ウォーキングの利点は，運動負荷が軽度で，抗うつ薬の服用中でも制限が少ないこと，睡眠障害を含めて体内リズムの調整が期待できるからです。うつ病患者は家の中に引きこもりがちで，屋外を散策することで，体力の向上をはかりながら光療法的な効果（高照度の光は抗うつ効果があります）も望めます。

うつ病が重いときには無理な運動は厳禁ですが，慢性例や遷延例には意外な効果を発揮します。うつ病患者への休養の重要性が強調されるあまり，運動導入に慎重になり過ぎるきらいがあります。最近では，運動の早期導入が抗うつ効果をもたらす知見がたくさん出てきました。もちろん，運動導入の是非や程度に関しては必ず主治医の判断を仰いでください。

ウォーキングのやり方ですが，事前に心肺機能の異常をチェックしたうえで，意識して歩幅を広くして早く速く歩くこと，毎日続けること，地図や歩数計の使用，専用シューズの使用などが基本条件で，「無理しない」ことが鉄則です。ウォーキングをした後は，少し汗がにじむ程度が理想です。その程度の運動でも有酸素運動として十分な運動効果を得ることができ，週１～

２回たくさん歩くよりも，少なくてもよいから毎日歩くことが勧められます。その方が歩くクセがつき，運動効果が得やすいからです。

具体的な運動効果としては，体力向上や精神面での安定だけでなく，体がひきしまって体重も減るうれしい効果も期待できます。うつ病の患者は，運動不足だけでなく，抗うつ薬の副作用として体重増加することが少なくありませんから，この体重減少効果は貴重です。

ウォーキングの利点と上手な続け方として，以下を留意してください。

①老若男女を問わず，誰にでも簡単にできる

ウォーキングの導入は簡単です。運動歴のない人でもでき，専用シューズが推奨される以外は，どこでも簡単に実施できます。

②生活環境に合わせて，実施バリエーションが豊富である

いかに日常生活の中にウォーキングを取り入れていくかが継続の鍵になります。自転車をやめて徒歩で買い物に行く，駅までバスを使わず歩いて行くといった具合です。

③運動負荷が軽く，しかも運動効果が得られる

少し汗がにじむ程度が理想と考えられ，有酸素運動として十分な運動効果を得ることができます。原則として，少なくてもよいから毎日歩くと，歩くクセがつき，運動効果が得やすいと考えられます。

④精神科薬物服用中であっても実施が可能である

服薬中の運動導入は慎重でなければなりません。非常に軽い歩数や距離から始めれば危険性も少なく，もちろん精神科主治医ともよく相談すべきです。

⑤興味の促進・持続するために歩数系や地図の使用が有用である

歩数計の使用は，具体的な歩数が測定でき，一日の歩数目標を徐々に増やしていけるので有用です。毎日の歩数を記録することは大切です。地図を用意して裏道や路地を歩いて，それをマーカーで塗りつぶしていくと，身近な世界の再発見・新発見につながります。

⑥グループや家族ぐるみの実施で，コミュニケーションの向上がはかれる

皆と一緒に歩きながらで話し合うことは，集団療法的な意味合いをもちます。

（大西　守）

15 介護ストレスでうつ病になった社員への対応

088 key words

・介護離職　・介護うつ　・ワークライフ・サービス

Q 親の介護のストレスでうつ状態になった社員がいます。職場としての対応方法についてアドバイスをください。

A **＜介護うつとは？＞**

親や家族の介護が原因でうつ状態になってしまう社員，また，介護が原因の離職などが最近は増えています。厚生労働省の調査によれば，家族の介護や病気がストレスになっている，と答えている人の割合は７割近くに上ります。

介護うつの特徴としては，「介護は私の仕事」「責任を果たさなければ子どもとして失格」などと思い込む過剰な責任感に押しつぶされそうになる，介護の翌日，会社に行く気力もなくなってしまう，介護を避けるため知らないうちに帰り道で寄り道をしていた，などがあります。このような状態の方は，介護に関してバーンアウト状態ですので，まずは介護を休むことが重要です。専門用語ではRespite（レスパイト）と言いますが，自宅にヘルパーさんに来てもらったり，施設のショートステイ（施設で数日泊りで預かってもらうこと）などです。

＜職場の支援：EAPのワークライフ・サービス＞

職場ができることとして，従業員の介護の悩みの相談にのってもらえる機関と契約したり，介護に関するセミナーを開いて情報提供をすることがあります。EAP機関では，心理相談に加えて最近ではワークライフ・サービスを提供しています。ワークライフ・サービスとは，従業員の仕事と家庭の両立を支援するためのサービスのことです。具体的には，従業員から育児や介護などの家庭における相談を受け，ニーズのアセスメントと課題解決のサポートをします。EAPでは従業員への心理的サポートをしてきたノウハウから，単なる制度の情報提供だけではなく，コンサルテーションやコーチングを取り入れています。ワークライフ・サービスでは，専門スキルを持ったワークライフ・スペシャリストが，相談者のニーズを引き出し，相談者が必要としている情報（施設選び，在宅介護，治療法の選択等）が何であるのかを的確にアセスメントし，課題の解決まで個別にサポートします。時には，家族や子どもの間で介護について意見がことなることがありますので，家族ミーティングのファシリテートなども提供しています。

<介護に関する社員セミナー>

介護うつや介護離職の未然防止のためには社員向け教育的セミナーなどがあります。セミナーは，介護中の部下を支援し，動機づけをすることを学ぶ管理職のツールとしてのセミナーと，介護をしている社員自身への情報提供セミナーとの２種類に分かれます。

⑴　管理職へのセミナー：研修は下記のような内容を含みます。

- ワークライフに関する概要：働く人のワークライフのニーズやバランスのとり方について学び，部下のコーチングや管理に役立てます。また，介護中の社員への会社の責任およびビジネスインパクトについて学びます。
- フレキシブルな働き方のできる職場の創り方：一人ひとりの社員によってやる気の出る働き方は違います。社員の家庭でのニーズやライフスタイルに応じて，就業規則や業務の性質に照らし合わせて，働きやすい職場の創り方について，事例を通して学びます。
- 休暇・休職制度の具体的内容
- 事例：介護，育児，病気：事例を使って，介護ケア中のさまざまな問題をグループディスカッションを通して一緒に解決します。

⑵　情報提供セミナーのトピック例

①認知症についての予防，治療，ケア，②難聴についての予防，治療，ケア，③高齢者の ADL（日常生活動作）についての被介護者への共感トレーニング。参加者がハンディキャップを負った人になり，周囲の人に頼る気持ちを知り，被介護者への共感を身につけます。④ストレス：ストレスマネジメントの方法。⑤在宅介護，在宅看護についての種類，選び方。⑥施設についての種類，選び方。

（市川佳居）

16 抗うつ薬の最新情報

089 key words

・SSRI　・SNRI　・NaSSA

Q 抗うつ薬は最近進歩したと聞いています。抗うつ薬に関する最新情報を教えてください。

A うつ病では，脳細胞間の情報伝達物質であるセロトニンやノルアドレナリンの減少や，これらの情報伝達物質の受け手である受容体の感受性に問題があるとされています。治療薬としては，これまで三環系および四環系抗うつ薬が主に使われてきましたが，これらにはいくつかの問題点が指摘されています。

三環系抗うつ薬では，抗コリン作用による便秘，口渇，排尿障害などが比較的高頻度に起こるため服薬しづらいことも少なくなく，また，四環系抗うつ薬は，副作用は少ないものの効果が十分でないという問題点があります。そこで，これらの問題点を解決するために開発されたのが，SSRI（selective serotonin reuptake inhibitor：選択的セロトニン再取込み阻害薬）とSNRI（serotonin-epinephrine reuptake inhibitor：セロトニン・ノルアドレナリン再取込み阻害薬）です。

SSRIは，セロトニンの再取込みを選択的に阻害することで脳細胞間の情報伝達を改善する薬です。抗コリン作用による口渇，便秘，排尿障害などが少なく，起立性低血圧や眠気等の副作用も少ないため高齢者や身体疾患をもつ人にも使いやすく，また心臓への毒性もきわめて弱いので，自殺目的で大量に服用しても致死的になりにくいという利点があります。うつ病に対する効果も三環系抗うつ薬に劣らないとされています。また，SSRIはうつ状態以外に強迫神経症やパニック障害などにおける不安状態など幅広い病態に有効であり重篤な副作用もないことから最近では精神科・心療内科などの専門医以外の医師によって多く処方されるようになっています。

SNRIは，セロトニンとアドレナリンの両方の再取り込みを阻害することで脳細胞間の情報伝達を改善します。SNRIは，口渇や便秘，排尿障害などの抗コリン作用や眠気，心臓への毒性などの副作用はSSRIと同様に軽く，

SSRIに比較的多く認められる消化器系副作用も少なく，性機能障害もほとんど認められません。他の薬との相互作用もSSRIより少ないため，既に他の薬を内服していても併用しやすいという利点もあります。また，うつ病以外にも身体の疼痛にかかわる神経回路への働きから疼痛緩和に有効なものがあります。また，最近NaSSA（noradrenergic and specific serotonergic antidepressant：ノルアドレナリン作動性・特異的セロトニン作動性抗うつ薬）と呼ばれる薬剤も登場し，脳細胞間のノルアドレナリンやセロトニンを増加させることで抗うつ効果を発揮します。

以上，最近ではSSRI・SNRI・NaSSAなどの新しい抗うつ薬が多く使われるようになり，その効果や副作用の少なさなどの利点が，うつ病治療に大きく貢献しています。ただ比較的最近知られるようになった副作用に，セロトニン症候群というものがあります。これは，抗うつ薬（とくにSSRI・SNRI・NaSSAなどのセロトニン系の薬物）等を服用中（主に開始時や増量時）に，強い不安，イライラ感，興奮などの精神面の変化や手足の震え，こわばり，発汗，発熱，下痢，頻脈などが見られる状況で，ごくまれに横紋筋融解症や腎不全などの重篤な結果に陥ることもあるため，早めに主治医に相談することが必要です。

現在，日本国内で使用されるSSRI，SNRI，NaSSAを以下に示します。

■SSRI：フルボキサミン（デプロメール，ルボックス），パロキセチン（パキシル，パキシルCR），セルトラリン（ジェイゾロフト），エスシタロプラム（レクサプロ）

■SNRI：ミルナシプラン（トレドミン），デュロキセチン（サインバルタ），ベンラファキシン（イフェクサー）

■NaSSA：ミルタザピン（リフレックス，レメロン）

＊（　）内は製品名

（小山文彦）

17 飲酒による常習欠勤者への対処方法

090 key words

・アルコール依存症　・否認　・断酒会　・AA　・断酒

Q 出勤時に酒臭く，週明けの欠勤が目立つ従業員がいます。本人と話し合ってみたところ，仕事のストレスで飲酒量が増えているとのことだったため，業務を軽減しましたが，改善する気配がみられません。どのように対処すればよいでしょうか。

A 先進国のアルコール消費量が軒並み減少しているなかで，日本だけは増加の一途をたどっています。酒席で商取り引きをし，赤提灯で親密な人間関係を育むといった風潮が依然として根強く，職場のアルコール問題は深刻です。自動販売機による酒類の販売，テレビや雑誌での酒類の広告に関し諸外国と比較しても規制が甘く，多くの影響が懸念されます。

習慣的な飲酒からアルコール依存症への移行には，遺伝体質，環境・心理要因などの背景因子も影響します。女性の飲酒もめずらしくなくなりましたが，一般に肝臓のアルコール分解酵素の関係から，女性の方がアルコール依存症に移行しやすいといわれます。女性のアルコール依存症は，職場で見落とされていることも少なくありません。また，生来的にアルコール分解酵素が少ない人もいるので，飲酒の強要や一気飲みなどは厳に慎むべきです。

アルコール依存症の診断基準としては，飲酒のコントロール喪失（今日だけやめようと思っても飲んでしまう），社会生活，家庭生活，心身の健康に支障を来している状態といえます。職場においては「出勤時に酒臭い」「仕事のうえでのミスが多発する」「人間関係が悪く，孤立している」「定期健康診断で異常値が認められる」といった事例性が鍵となります。

習慣的な飲酒から依存症への移行には，多くは以下のように推移します。

①毎日飲むようになる。

②１回の飲酒量が増える。

③緊張をほぐしたり寝つくために，酒の力を必要とする。

④頻回にブラックアウト（飲酒時の記憶の欠落）を経験する。

⑤周囲が飲み過ぎを心配するようになる。

⑥飲酒に後ろめたさを感じ，一人で飲んだり，隠れて飲むようになる。
⑦アルコールが切れたときに，不快感，いらいら感，発汗，微熱，不眠，手のふるえといった離脱症状が出る。
⑧朝から飲酒するようになり，連続飲酒発作や，山型飲酒（連続飲酒と飲めない時期が交互に）が出現する。

「アル中は一生酒をやめられない」と思われてきましたが，アルコール依存症は病気であり，回復が可能なことがわかってきました。ただし，依存症は「否認」の病気ともいわれ，飲酒によりさまざまな問題が生じていても本人はそれをなかなか認めようとしません。精神症状をはじめ，離脱症状への対応，精神療法など，アルコール依存症の専門施設での入院治療が必要になることがほとんどです。また，アルコール依存症の人はうつ状態を併発したり，自殺をはかる危険性が高い病気です。うつ病の人が気分転換や不眠のため飲酒に走ることも少なくないので，両者の鑑別は慎重を要します。

職場において飲酒によって業務に支障が生じている場合には，毅然とした対応が原則で，職場で庇ったり大目に見ることは，結果的には事態を深刻化させ受療を遅らせることになります。まず，家族や職場関係者など周囲の人が相談することも1つの方法です。専門の相談機関としては精神保健福祉センターや保健福祉センターなどで，そこから適当な専門医療相談施設に紹介してもらうのが一般的です。

節酒ではなく断酒（1滴も酒を飲まない）が原則といわれていましたが，最近では節酒による治療法が注目されています。また，抗酒剤（嫌酒剤）が使用されることもありますが，あくまでも本人の断酒意欲が固まっていることが前提となります。本人に内緒で抗酒剤を飲ませるのは，急性アルコール中毒など非常に危険ですので，やってはいけません。

さらに，退院後の断酒を支えるためには，家族や職場の協力はもちろん，断酒会やAAといった自助グループへの参加が望まれます。　（大西　守）

全日本断酒連盟　http://www.dansyu-renmei.or.jp/
AA　日本ゼネラルサービス　http://aajapan.org/

18 ネット依存症のメカニズムと治療法

091 key words

・嗜癖　・ネット依存　・スマホ依存　・ゲーム依存　・動機づけ面接法
・否認　・イネブラー　・ギャンブル依存

Q ネット依存など依存一般を嗜癖と呼ぶと聞きました。その心理的メカニズムと治療法について教えてください。

A ネット，ゲーム，ギャンブルなど，愉しみを甘受するために，仕事をさぼる，家庭生活に深刻な被害もたらす，借金をする，ということになれば，精神医学的な病気として治療対象になります。

こうした問題を，嗜癖という概念で説明しましょう。嗜癖とは悪い行動習慣と考えられ，精神医学的な病気として理解する必要があります。嗜癖には以下が考えられます。

①物質嗜癖（アルコール依存症，薬物依存症，摂食障害）

②プロセス嗜癖（ネット依存，ゲーム依存，ギャンブル依存，買物・浪費癖）

③関係嗜癖（他者との関係への嗜癖，共依存）

また，これらの嗜癖は，同時に複数の嗜癖が存在したり，前後して出現することもめずらしくありません。治療法は，以前は，底つきといって，最悪の状態になってから，家族や治療者が本人に問題の深刻さの直面化を行って，完全に依存の対象行動である，飲酒，ギャンブルなどを完璧に絶たせる，という手法が主流でした。重症度によってはこの手法を用います。

現在ではもう１つの，動機づけ面接法という手法が主流になりつつあります。動機づけ面接法は，本来人間のもつ行動変容に向かう動機を引き出す手法です。動機づけ面接法は対象者に共感しつつ，その後，対象者が行っている行為について矛盾を感じるようにファシリテートします。そして，対象者が行動変容することに抵抗を示し始めたら，対象者が変化への動機づけを失いかけているということを理解し，それでもさらに継続して努力して変化してみようという方向に向いていることを称賛し，小さな成功を大きく褒めてセルフエフィカシー（自己効力感）を高めます。

最近注目されているのは，ネット依存，スマホ依存です。パソコン，携帯電話，スマートホンとデバイスが進化するたびに，ネット依存は指摘されてきました。

ピースマインド・イープが作成した現代型ネット依存の尺度である7項目を紹介します。このうち5つが当てはまるようなら要注意です。

たとえばSNSに書き込むネタ探しのために，グルメに消費をして，経済苦に陥るという人もいます。SNS依存になっている方は，アップするための写真を撮るために食べ歩き，イベントにも参加します。活動的ではありますが，単独行動なので実際の対人コミュニケーションはありません。SNSがなかったら自分を認めてくれる友だちがいない，とまで感じます。脱却するには5～10分と少しずつスマホの使用時間を減らしていく「スモールステップ」が重要です。また，SNS以外の現実の世界で友人と外出したり，趣味のサークルに入ったりなど，人との関係をつくることが大切です。

（市川佳居）

＜スマホ依存度チェック＞

下記のうち5つが当てはまるようなら要注意です。

1．食事中にスマホを見ていることが多い
2．携帯電話の圏外には行きたくない
3．人との会話中でもメールを打つことがある
4．着信していないにもかかわらず着信振動や着信音を感じることがある
5．SNSに書き込むネタを作るために行動することがある
6．もしSNSがなかったら，人間関係がうまくいかなくなる
7．宴会などの場でアプリを操作し時間を過ごすことがある

出典：ピースマインド・イープ株式会社

19 精神疾患患者の資格取得と業務の判断

092 key words

・絶対的欠格事由　・相対的欠格事由　・自動車運転　・重機操作

Q 精神疾患に罹患した人に，運転免許やその他の資格取得に制限を受けることがあると聞きましたが，正確なところを教えてください。また，薬物服用中の社員の自動車運転や重機操作なども，どう判断したらよいのでしょうか。

A 資格試験に合格したとしても何らかの理由で資格が与えられないことを欠格といいます。その何らかの理由のことを欠格事由といいます。欠格事由になるものは精神疾患だけではなく，身体疾患や犯罪歴なども資格によってはなりえます。欠格事由には絶対的欠格事由と相対的欠格事由があります。絶対的欠格事由とは，その事由をもつだけで資格を保持できないもので，相対的欠格事由とは，その事由の程度によって場合によっては資格を保持できるものです。

精神疾患が各種資格の欠格事由になるのかを説明する前に，欠格事由の変遷について述べたいと思います。自動車運転免許を例にあげると，昭和35年の道路交通法制定時には，欠格事由として，精神病者，精神薄弱者，てんかん病者，目が見えない者，耳がきこえない者とあげられており，これらは絶対的欠格事由でした。その後，障害者の権利擁護の観点やノーマライゼーションの立場から，欠格事由を見直すべきという風潮が強くなり，平成11年8月9日に「障害者に係る欠格事項の見直しについて」が決定され，真に必要な欠格条項に係る具体的対処方針がだされました。内容としては①欠格，制限等の対象の厳密な規定への改正，②絶対的欠格から相対的欠格への改正，③障害者を表す規定から障害者を特定しない規定への改正，④資格，免許等の回復規定の明確化，が掲げられており，障害者として一括りに対応するのではなく，個別の障害程度，能力を医学・科学技術などにより客観的に本人の状態を評価し欠格事由を適応していくことになりました。それを受けて，平成14年6月1日施行の改正後の道路交通法では，絶対的欠格事由から相対的欠格事由となり精神疾患に罹患しているだけでは運転免許が取得・更新できないということはなくなり，自動車等の運転への支障の有無により免許取得の可否を個別に判断することとされました。

次に薬物服用中の方の自動車運転や重機操作に従事することですが，精神科領域の薬物療法で使用する薬物について説明します。精神科領域で使用する薬物は主に向精神薬と呼ばれるものが中心であり，主なものは抗精神病や抗うつ薬，抗不安薬，抗てんかん薬，睡眠導入剤があります。それらの添付文書には「本剤投与中の患者には自動車の運転等危険を伴う機械の操作に従事させないように注意すること」「自動車の運転等危険を伴う機械を操作する際には十分注意させること」と記されているのがほとんどです。薬物療法中に自動車運転や機械操作の業務のない他部署に配置転換できれば問題ないのですが，現実問題として中小企業ではそうできない場合が多くあります。

また精神疾患によって休職した際に薬物療法を終了してから復職するとなると，復職するまでの間に休職期間が終わってしまい解雇になってしまうことも起こり得ます。日本精神神経学会において2014年６月に発表された「患者の自動車運転に関する精神科医の為のガイドライン」より抜粋すると，「確かに，これらの薬物は，副作用として眠気などの明らかに運転に支障を来す症状を呈することがあり，注意が必要である。前述した道路交通法第66条の規定は遵守されるべきである。しかし，副作用の出現の仕方には個人差があり，処方を受けたもの全員に運転を禁じなければならないほどの医学的根拠はない。実際にこれらの薬物の投与を受けている者が運転に従事しており，実態にもそぐわない。処方する医師としては，薬物の開始時，増量時などに，数日は運転を控え眠気等の様子をみながら運転を再開するよう指示する，その後も適宜必要に応じて注意を促す，といった対応が現実的であろう。」とあり，一概に自動車運転を禁止しているというわけではありません。本人の状況を，本人，主治医，産業医と連携を密にし，運転可能かについて個別に企業側で判断していく必要があると思われます。　（髙瀬　真）

日本精神神経学会　患者の自動車運転に関するガイドライン　2014年６月25日版
https://www.jspn.or.jp/uploads/uploads/files/activity/20140625_guldeline.pdf

20 認知症の疑いがある従業員への対応

093 key words

・若年性認知症　・仮性認知症　・BPSD

Q うちの職場で，50代前半の男性社員が急に仕事のミスが多くなり，言動がまとまらなくなりました。病院で検査したところ，若年性の認知症の疑いがあるといわれ，職場としても驚いています。職場としての対応方法や留意すべき点を教えてください。

A 高齢化が進むわが国では，職域においてもさまざまな影響が出ています。その典型が，労働者が抱える近親者の介護の問題です（V-15(088)）。そして，もう1つが，労働者自身の認知症の問題です。

64歳以下で認知症を発症したものを若年性認知症といいます。男性に多く，認知症といっても，アルツハイマー病，脳血管性認知症，レビー小体型認知症，前頭側頭型認知症などに大別されますが，若年性認知症はアルツハイマー病，脳血管性認知症が圧倒的に多いようです。また，アルコールの過飲によるアルコール性認知症も忘れてはなりません。

脳の病巣部位によって症状も違ってくるので，認知症のスクリーニング検査や脳MRI，脳CTといった画像診断が不可欠です。現在の医療レベルでは認知症の十分な回復は難しく，現状維持か病状の進行を遅らせることがせいぜいです。したがって，早い段階で認知症をみつけること，必要に応じて認知症専門の医療機関に早く受診する必要があります。こうした対応は家族が中心にならざるを得ませんが，職場関係者がその変調に気がついたときに，家族への連絡や協議など，迅速な対応が望まれます。

特に注意したいのは，物忘れやミスが出始めて仕事や生活に支障をきたすようになっても，まだ若いという思い込みが強いことから認知症が見落とされたり，更年期障害やうつ病と間違われることも少なくない点です。

逆に，仮性認知症という病態にも注意が必要です。うつ病になったとき，抑うつ症状が目立たず，認知症のような印象を周囲に与えるうつ病が少なくないからです。うつ病であれば，適切な治療により回復可能性があり，見落としてはなりません。

認知症に伴う物忘れや道に迷うのも困りますが，周囲を困惑させ介護を難しくするのが，認知症に随伴する精神症状・行動異常（BPSD）です。夜中に徘徊する，興奮して大声を出す，家人が物を盗ったと騒ぎたてるといったものが典型です。こうしたBPSDに関しては，本人に安心を与える環境調整が大切で，精神科薬物療法によってもかなりコントロールできるので，精神科医療機関に相談するのも1つの方法です。

就労を継続するのが前提であれば，勤務時間短縮や状態によって休暇授与，業務量軽減などが一般的です。初期の物忘れには，予定などが確認できるスケジュール表の導入，上司による業務管理の徹底，迷子予防のためのGPS機能の活用など，病態に合わせて実施していきます。また，通勤を含め，車の運転も極力避けたいところです（V-19(092)参照）。

余裕のない職場が少なからず存在するので，プライバシー保護には十分配慮しつつも，可能な限り当該労働者・家族の了解を得て，その職場全体で認知症の可能性があることを告げて，上司・同僚の理解を得ながら支援を進めていくのがコツでしょう。もちろん，職場関係者はメンタルヘルスに関しては素人なので，安易に認知症云々を口にしてはいけません。

こうした問題は，年齢的な制約もありますが，介護保険制度にもとづく認知症者への一般的な支援制度の活用と，医療保険という2つの側面をもっていることがほとんどです。したがって，職場として直接援助するだけでなく，外部の相談機関（介護保険を含めた行政機関窓口など），専門医療機関，介護福祉士やホームヘルパーといった他職種との連携を視野に入れていく必要があります。産業保健スタッフは，職場内資源の活用だけではなく，外部の関係機関へうまくつなぐ力量が求められます。

職場での対応原則は，職場側だけの努力ではなく，本人・家族がもっている解決能力を引き出し，職場と家庭が連携しながら包括的な介護・就労能力を高めていくことです。職場での担当者は，本人・家族，家庭・職場との相互支援を作りあげていくマネジメント能力が求められます。高齢化社会における労働者の働き方やその支援のあり方に関しては，個人レベルの話としてだけでなく，職場全体で考えていく多様性が高まっています。（大西　守）

21 パニック障害や適応障害のある社員への対応

094 key words

・パニック発作　・パニック障害　・適応障害

Q 職場にうまく適応できず，遅刻を繰り返す若手の社員がいて困っています。パニック障害のためと説明されましたがよくわかりません。適応障害という言葉も耳にしますが，うつ病とどう違うのでしょうか。本人はあまり悩んでいる様子も見受けられず，職場の対応を教えてください。

A 体調不良やストレスがたまっているときに，突然，動機や息切れ，冷や汗に見舞われることがあります。満員電車の中でこうした状態に陥り，途中下車を余儀なくされることもあります。これをパニック発作と呼びます。発作が繰り返されると，また発作が起きるのではと不安にかられます。こうしたパニック障害に悩まされる労働者は約100人に１人といわれ，女性や若年者に多く，職場においてもめずらしい病気ではありません。

発作そのものも大変ですが，また発作が起こるのはではという恐怖（予期不安といいます）から，社会生活に多くの支障をきたすことになります。具体的には，満員電車に乗れない，すぐに降りられない新幹線に乗れない，高速道路の利用を控えるといった問題が出てきます。

治療方法としては，精神科薬物療法（SSRIやベンゾジアゼピン系抗不安薬）と精神療法（認知行動療法や森田療法）の併用が一般です。発作出現時のための頓服も有効です（いざというときの安心感につながります）。

職場での対応ですが，可能な範囲で，しばらくは満員の通勤時間帯をずらす，長距離の出張を控えるなどの便宜をはかるとよいでしょう。ただし，便宜をはかりすぎると，予期不安を固定化させて私生活にも支障をきたす恐れがあるので，精神科主治医との相談が必要です。

職場でパニック発作が出現すると，周囲を驚かすことがあります。あわてて救急車を呼ぶ騒ぎになることがありますが，通常は頓服を服用して，静かな部屋で休めば落ち着いてくるはずです。安易に救急車を呼ぶと，毎回呼ばないと発作が収まらなくなることがあるので注意が必要です。このあたりの判断は微妙ですが，当人・家族，主治医と産業保健スタッフが事前によく話し合っていく必要があるでしょう。

一方，適応障害とは職場環境などに適応しようとしても，自分の価値観や思い込みとの相違からうまく適応できず，さまざまな身体症状や精神症状をきたすものです。頭痛，胃痛といった身体症状や，抑うつ感，不安感，イライラ感といった精神症状が典型で，時に攻撃的になって対人トラブルを起こしたり，アルコールの暴飲が出現することもあります。したがって，精神科や心療内科での治療が必要になります。

職場においては，新入社員や異動直後の従業員で顕在化することが少なくありません。本人の思い込みと現実のずれが基盤にあるわけですから，管理監督者は業務内容や役割分担についてよく話し合い，そのずれを明確化させて，可能な範囲で便宜をはかるとよいでしょう。サポート役を付けるといった教育的配慮も必要です。

しかしながら，20代，30代の若手社員の場合では，周囲が理解できるほどの医学的原因が認められないこと，周囲に迷惑をかけていることへの本人の葛藤が少ないことがめずらしくありません（V -4(077)参照）。抑うつ感や不安感や体調不良が存在するのは間違いありませんが，その治療意欲や受療行動がいいかげんで，社会人としての自覚が乏しいものがあります。いわゆる「新型うつ病」と類似して，職場では元気がないのに，週末になると趣味やボランティア活動に熱中するという具合です。

「出社したいのに出社できない」という葛藤が少ないのです。学生時代は優等生タイプが多く，挫折体験がなく，家族の対応も過保護で，職場での対応には限界があります。したがって，病気という医学的な問題と，家庭環境や社会性欠如といった両面から理解していかなければならない場合も出てきます。失踪するようなケースは自殺の危険性も高いため，産業保健スタッフを中心として迅速な対応が求められます。

カウンセリング的な働きかけとしては，社会生活からの逃避・退却という特徴をもち，葛藤が少ない分，時間をかけて心を解きほぐしていくとともに，日常生活の規則化，社会人としての自覚の促進といった教育も必要となります。本来の能力は優秀な人が多く，社会人として落伍者と烙印を押すのではなく，職場で育てていく姿勢も必要です。

（大西　守）

22 心療内科と精神科などとの違い

095 key words

・精神科　・心療内科　・脳神経外科　・精神科薬物療法　・カウンセリング

Q メンタルなことで悩む労働者が受診する医療機関としてどの診療科が適当なのでしょうか。心療内科，精神科，神経科などの区別がよくわかりません。また，初診に際して，どんな準備が必要でしょうか。

A 通常，精神医学的問題を扱う診療科目は精神科と呼称されますが，受診の抵抗感を軽減させるために，心療内科，精神神経科，神経科，メンタルクリニックなどいろいろと表現されることも少なくありません。こうした診療科においては，統合失調症，うつ病，不安障害，認知症，てんかん，パーソナリティ障害，一部の発達障害などが治療対象となります。

対応方法として，精神科薬物療法，精神療法，精神科リハビリテーション（デイケア，リワーク，リワークプログラム）などが単独・複数で組み合わされて医療行為として実施されます。原則的には，健康保険内での診療行為です。

また，心療内科は基本的には心身症と呼ばれるストレス要因の強い身体疾患を対象としています。具体的には，胃潰瘍（ストレス潰瘍），気管支喘息，円形脱毛症，過敏性腸症候群，突発性難聴などです。しかしながら，実際には精神科と重複して対応している部分も多く，比較的軽度なうつ病や不安障害にも対応している施設がほとんどです。

精神科や心療内科において，臨床心理士がカウンセリングを実施している場合があります。保険診療内で対応される場合と，カウンセリングのみ自費診療となる場合とがあるようです。簡単な心理テストは臨床心理士がいない施設でも実施されますが，たとえばロールシャッハ・テストのような専門性の高い心理テストは臨床心理士などによる対応が一般です。

カウンセリングの導入に際しては，精神科薬物療法を中心とした精神医学的治療とカウンセリングが組み合わされたり，同時並行的に進行することが少なくありません。また，同一医療施設で実施される場合と他施設で実施される場合などいくつかの組み合わせが想定されます。精神科主治医がいる場合には，カウンセリング併用の是非を確認しておくとよいでしょう。

ややこしい話ですが，街のクリニックなどにおいては，実際は精神科中心の医療施設であっても，患者の受診しやすさに配慮して，心療内科を前面に出して標榜していることが少なくありません。そのため，精神科か心療内科かを厳密に知りたい場合には，その医療機関に直接問い合わせてください。

一方，カウンセリングセンターやカウンセリングルームといった表記は，通常は非医療機関が多く，健康保険の適用外で，メンタルな相談に乗るのが一般的です。対応職種も臨床心理士とは限らず，さまざまな種類・レベルのカウンセラーの存在が考えられます。

また，脳神経外科（脳外科）は脳損傷，脳出血，脳腫瘍など器質的障害を主として扱い，神経内科はマヒやけいれん（てんかんも含む）などに対応しており，いずれも精神科とは対象疾患が異なる部分が多いようです。ただし，昔は精神疾患も脳疾患も包括的に扱われていた歴史的経緯があることから，現在でも若干の混乱があります。

適当な精神科医療機関や心療内科の探し方ですが，地元の精神保健福祉センターや保健所に問い合わせるとよいでしょう。また，インターネットで各医療機関のホームページにアクセスして比較検討するのも１つの方法です。

とくに注意したいのは，精神科や心療内科での初診は問診を含め時間がかかることが多いため，予約したうえでの初診しか受け付けないところが多い点です。そのため，すぐに初診の予約が取れない場合があり，緊急時の対応に困難なことがありますます。したがって，受診したい医療機関を見つけたら，まずは電話して初診の手続きや予約状況を確認することが勧められます。電話口での受付の対応の良し悪しが，その医療機関の評価につながることもめずらしくありません。

精神医学的治療は一定期間通院する必要が多いため，仕事を持っている場合は，夜間診療や土日診療の有無を確認する必要があります。

さらに重篤な場合は，入院治療が不可欠です。入院設備のないクリニックなどに通院中であれば，その主治医から入院施設を紹介してもらうのが一般です。夜間の救急例では，各都道府県の精神科救急センターに相談することが勧められます。

（大西　守）

コラム　精神科領域の病名について

key words　・DSM　・ICD　・操作的診断

従来の日本の臨床場面で汎用されてきた診断名は，ドイツ精神医学の影響が強い従来診断で，統合失調症，躁うつ病，神経症などがその代表です。ところが，国際間の研究が広がるにつれて，歴史・文化，背景理論，主観的判断などによって地域間による診断の相違が顕在化してきたため，世界共通の精神科診断分類が作成されるようになりました。

また，検査診断技術が飛躍的に発展したため，従来のような原因・誘因を中心とした診断分類では，矛盾したり重複するものが出てきました。たとえば大災害による急性ストレス反応（ストレス反応）と診断されたものの中に，実際に脳の一部に器質的な障害（器質性障害）も見つかるといった具合です。そのため，原因論から離れ，診断時点における症状を基準としたものが主流となりました。

代表的な診断分類として，世界保健機関（WHO）のICD（国際疾病分類：International Classification of Disease）と米国精神医学会（APA）のDSM（精神障害の診断・統計マニュアル：Diagnostic and Statistical Manual of Mental Disorder）の２つがあり，修正をしながら版を重ねています。現在は2013年に刊行されたDSM-5が最新版です。

いずれの診断分類も，診断の妥当性と正確性を確保するため，可能な限り特定理論に偏ることなく，症状を軸に具体的な基準で判断していく操作的な診断が取り入れられています。たとえば，「以下の５つの症状のうち，少なくとも３つ以上が２週間以上継続する」というような具合です。そのため，精神科医以外のコメディカルでも診断は可能になりました。

実際の臨床場面においては，従来診断は患者に症状や病状を説明する際や診断書の病名などで広く使用されています。研究用にDSMやICDを採用されますが，従来診断と重複的に診断名がつけられていることが多いようです。日本での行政的な書類（通院公費負担や障害年金など）における診断名も，ICDの診断コードが併記されています。　（大西　守）

VI

労働災害・公務災害

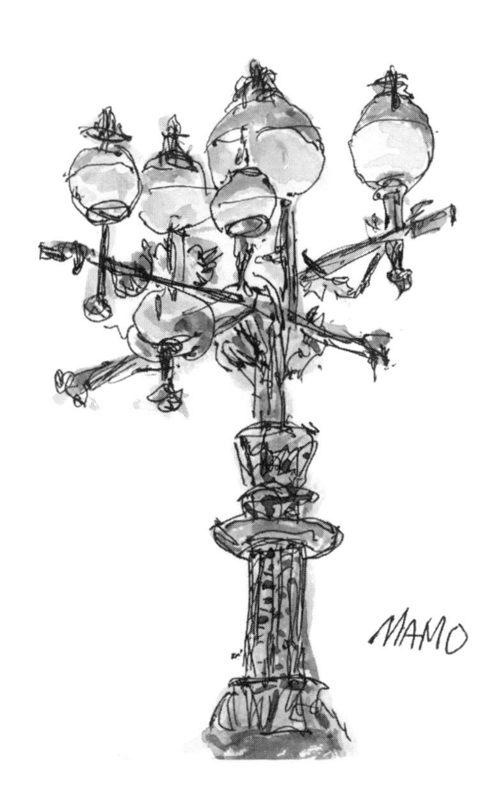

1 労働災害と公務災害の区別

096 key words

・災害補償　・業務遂行性　・業務起因性

Q 労働災害と公務災害の区別を教えてください。職場の責任範囲なども違ってくるのでしょうか。

A 「労働災害」「公務災害」とも，仕事が有力な原因となって発生した災害をいい，労働者の負傷，疾病，死亡を含み，または通勤による災害を意味しています。

<労働災害とは>

労働災害[*1]とは「労働者が労働契約に基づいて使用者の支配下にある状態（業務遂行性）に起因して発生した（業務起因性）災害」であり，労働者災害補償保険法（労災保険法）によって補償され，同法に関する事務は，中央では厚生労働省が，地方では各都道府県労働局および労働基準監督署が取り扱っています。労災保険法は，原則として労働者を使用するすべての事業に適用されます。労働者とは常用，日雇，パート，アルバイトなど，名称および雇用形態にかかわらず，労働の対価として賃金を受けるすべての労働者が労災保険の対象となります。

<公務災害とは>

公務災害[*2]とは，公務員が公務遂行中に労働災害に遭遇した場合で，公務災害による損害は国家公務員災害補償法および地方公務員災害補償法によって補償され，国家公務員の場合は，各省庁毎に取扱規定が詳細に定められており，地方公務員の場合は，地方公務員災害補償法第３条により設置される各都道府県の地方公務員災害補償基金により補償が行われています。すなわち，労災保険法は，原則として労働者を使用するすべての事業に適用されますが，国の直営事業，非現業の中央・地方の官公署には，労災保険法の適用はなく，国家公務員（特定独立行政法人および日本郵政公社の職員も含む），地方公務員については，上記の独自の制度によって補償が行われています。

<労災保険とは>[*3]

労災保険は労働基準法に定める「業務上の災害」が発生したときに，必要な保険給付を行う制度ですが，労働基準監督署が保険給付の原因となった災害，すなわち負傷，疾病，障害または死亡が業務によって発生したものかどうかを判断することを一般に「労災認定」と呼んでいます。労働者に発生した精神疾患が業務災害として認められるためには，①業務に内在する危険な有害因子，過度の肉体的精神的負担等の諸因子が認められること，②その有害因子に暴露された事実が認められること，③内在する危険因子によって医学的症状が形成されていることの三要件が満たされる場合に業務起因性があることが肯定されます。そして，その負傷，疾病，障害または死亡が仕事によるものは「業務上」として労災保険が適用され，仕事によらないものは「業務外」として健康保険の適用を受けることになります。

業務災害時には，使用者は厳しい災害補償責任[*1]が課せられることになります。すなわち，1）補償は無過失責任であること，2）補償額は，責任，程度に限らず，労働基準法で定められた所定の全額を補償しなければならないこと，3）災害補償義務を怠ると労働基準法119条により処罰されること，等が使用者に課せられることになります。

＜労働災害・公務災害認定の判断＞

「労働災害」「公務災害」認定の判断指針として，労災認定の判断指針，地方公務員，国家公務員はそれぞれ独自に平成11年に判断指針が示され，運用されてきましたが，厚生労働省は平成23年12月26日に「心理的負荷による精神障害の認定基準について」（基発1226第1号）を公表，国家公務員に関しては人事院が平成24年3月26日「精神疾患等の公務上災害の認定指針」（職補 -95）を公表，地方公務員に関しては地方公務員災害補償基金が平成24年3月16日に「精神疾患等の公務災害の認定について」（地基補第61号）が公表され，平成24年度から新たな判断基準によって精神疾患の業務上外が判断されています。

（黒木宣夫）

＊1　労働省労働基準局編（1996）．労災保険法解釈総覧　労働法令協会
＊2　地方公務員災害補償基金（2001）．地方公務員災害補償法　ぎょうせい
＊3　労働省労働基準局編（1985）．第九節　その他業務に起因することの明かな疾病　労災保険業務災害及び通勤災害認定の理論と実際　労働法令協会

2 心理的負荷による精神障害に係る業務上外の判断指針

097 key words

・職場の心理的負荷評価表　・労災認定　・ICD-10

Q 「心理的負荷による精神障害の認定基準について」について教えてください。

A 平成23年12月に「心理的負荷による精神障害の認定基準について」[*1]が公表されましたが，業務上外の判断の基本的な考え方は，業務による心理的負荷，業務以外の心理的負荷，個体側要因を総合的に判断して業務上であるか否かを判断するということであり，判断の要件は，①対象疾病に該当する精神障害を発病していること，②対象疾病の発病前６カ月間に客観的に当該精神障害を発病させるおそれのある業務による強い心理的負荷が認められること，③業務以外の心理的負荷および個体側要因により当該精神障害を発病したと認められないことと規定されています。対象疾病は，認定基準の対象となる精神障害は，国際疾病分類第10回修正版（ICD-10）第５章「精神および行動の障害」に分類される精神障害であって認知症や頭部外傷などによる障害（F0）およびアルコールや薬物による障害（F1）は除きます。

業務に関連して発病する可能性のある精神障害の代表的なものは，うつ病（F3）や急性ストレス反応（F4）などです。

１．「認定基準」の特徴

⑴分かりやすい心理的負荷評価表（ストレスの強度の評価表）を定め，「強」「中」「弱」の心理的負荷に合わせた例示が設定，また特別な出来事が設定され，特別な出来事後に精神疾患が発病すると無条件で労災認定される，⑵いじめやセクシュアルハラスメントに関しては，発病前6ヶ月を超えて開始時から判断される，⑶セクシュアルハラスメントは，「対人関係」とは別個に新たな出来事の類型とした，⑷既に精神疾患を有している労働者が，その精神疾患が悪化した場合も労災認定の対象となった。⑸労災認定の審査方法

は，1）主治医の診断書で認定，2）専門医と協議して認定，3）精神障害専門部会で合議で検討して認定と３つの審査方法があります。

２．特別な出来事

特別な出来事に「心理的負荷が極度のもの」と「極度の長時間残業」が設定されていますが，これは労働の過重性が精神疾患を発症し得るとの前提の基に設定されています。

⑴　心理的負荷が極度のもの

①生死にかかわる，極度の苦痛を伴う，又は永久労働不能となる後遺障害を残す業務上の病気やケガをした

②業務に関連し，他人を死亡させ，又は生死にかかわる重大なケガを負わせた

③強姦や，本人の意思を抑圧して行われたわいせつ行為などのセクシャルハラスメントを受けた。

④その他，上記に準ずる程度の心理的負荷が極度と認められるもの。

⑵　極度の長時間労働発病直前の１か月におおむね160時間を超えるような，又はこれに満たない期間にこれと同程度の（たとえば３週間におおむね120時間以上の）時間外労働を行った（労働時間は長いものの手待ち時間が多い場合等，労働密度が特に低い場合を除く）場合である。

「判断指針[*1]」（以前の認定指針）によれば「極度の長時間労働，たとえば数週間にわたる生理的に必要な最小限度の睡眠時間を確保できないほどの長時間労働は，心身の極度の疲弊，消耗をきたし，うつ病等の原因となる場合がある」と記載されていましたが，「認定基準[*2]」では，出来事がなくても１ヶ月の時間外労働が160時間，100時間の時間外労働が３ヶ月連続，120時間の時間外労働が２ヶ月連続した後に精神疾患が発症した場合は，時間外労働と精神疾患発病との間に相当因果関係が存在するとして労災認定されることになりました。

（黒木宣夫）

＊1　労働省労働基準局補償課職業病認定対策室（1999）．心理的負荷による精神障害等に係わる業務上外の判断指針について

＊2　厚生労働省労働基準局補償課職業病認定対策室（2011.12）．心理的負荷による精神障害の認定基準について（基発1226第１号）

3　精神科領域の労災補償の現状

098 key words
・労災認定　・精神疾患認定件数　・自殺認定件数

Q　最近では精神疾患の罹患や自殺事例に関して，使用者の責任が厳しく問われるようになったと聞きます。精神科領域における労災補償の現状について教えてください。

A　精神障害等の労災補償の請求件数，支給決定件数，認定率等の状況については，図1，2のとおりです。

請求件数は年々増加し，平成27年度は過去最高の1,515件となりました。自殺事例についていうと，平成8年度まではほとんどありませんでしたが，平成9年度以降，急激に増加し始め，平成14年度以降，毎年100件を超えるようになり，近年はおよそ200件前後を推移しています。

労災補償を認定した件数も年々増加しており，認定率は30％後半の数値が続いていますが，自殺事例についての認定率は，40％台の数値となっており，自殺に至らない精神障害のケースと比べて高い割合で認定されていま

図1　精神障害等の労災補償状況（件）

区分		平成5年度	平成6年度	平成7年度	平成8年度	平成9年度	平成10年度	平成11年度	平成12年度	平成13年度
精神障害等	請求件数	7	13	13	18	41	42	155	212	265
	支給決定件数	0	5	10	11	2	4	14	36	70
うち自殺	請求件数	3	0	1	2	30	29	93	100	92
	支給決定件数	0	0	0	1	2	3	11	19	31

区分		平成14年度	平成15年度	平成16年度	平成17年度	平成18年度	平成19年度	平成20年度	平成21年度
精神障害者	請求件数	341	447	524	656	819	952	927	1136
	決定件数	296	340	425	449	607	812	862	852
	うち支給決定件数（認定率）	100（33.8%）	108（31.8%）	130（30.6%）	127（28.3%）	205（33.8%）	268（33.0%）	269（31.2%）	234（27.5%）
うち自殺	請求件数	112	122	121	147	176	164	148	157
	決定件数	124	113	135	106	156	178	161	140
	うち支給決定件数（認定率）	43（34.7%）	40（35.4%）	45（33.3%）	42（39.6%）	66（42.3%）	81（45.5%）	66（41.0%）	63（45.0%）

注1　本表は，労働基準法施行規則別表第1の2第9号の「業務に起因することの明らかな疾病」に係る精神障害等について集計したものである。
2　決定件数は，当該年度に請求されたものに限るものではない。
3　支給決定件数は，決定件数のうち業務上として認定した件数である。
4　認定率は，支給決定件数を決定件数で除した数である。
出典　「精神障害等の労災補償状況」（厚生労働省）

図２　精神障害の労災補償状況

区分		平成23年度		平成24年度		平成25年度		平成26年度		平成27年度	
精神障害	請求件数	1272	(434)	1257	(482)	1409	(532)	1456	(551)	1515	(574)
	決定件数　注2	1074	(375)	1217	(418)	1193	(465)	1307	(462)	1306	(492)
	うち支給決定件数 注3	325	(100)	475	(127)	436	(147)	497	(150)	472	(146)
	[認定率] 注4	[30.3%]	(26.7%)	[39.0%]	(30.4%)	[36.5%]	(31.6%)	[38.0%]	(32.5%)	[36.1%]	(29.7%)
うち自殺 注5	請求件数	202	(17)	169	(15)	177	(13)	213	(19)	199	(15)
	決定件数	176	(11)	203	(19)	157	(12)	210	(21)	205	(16)
	うち支給決定件数	66	(4)	93	(5)	63	(2)	99	(2)	93	(5)
	[認定数]	[37.5%]	(36.4%)	[45.8%]	(26.3%)	[40.1%]	(16.7%)	[47.1%]	(9.5%)	[45.4%]	(31.3%)

審査請求事案の取消決定等による支給決定状況　注6

区分		平成23年度		平成24年度		平成25年度		平成26年度		平成27年度	
精神障害	支給決定件数 注7	20	(5)	34	(4)	12	(2)	21	(6)	21	(4)
	うち自殺	10	(2)	15	(0)	5	(0)	10	(1)	13	(0)

注１　本表は，労働基準法施行規則別表第１の２第９号に係る精神障害について集計したものである。
２　決定件数は，当該年度内に業務上又は業務外の決定を行った件数で，当該年度以前に請求があったものを含む。
３　支給決定件数は，決定件数のうち「兼務上」と認定した件数である。
４　認定率は，支給決定件数を決定件数で除した数である。
５　自殺は，未遂を含む件数である。
６　審査請求事案の取消決定等とは，審査請求，再審査請求，訴訟により処分取消となったことに伴い新たに支給決定した事案である。
７　審査請求事案の取消決定等による支給決定件数は，上表における支払決定件数の外数である。
８　（　）内は女性の件数で，内数である。なお，認定率の（　）内は，女性の支給決定件数を決定件数で除した数である。
出典　平成27年度「過労死等の労災補償状況」（厚生労働省）

す。

精神障害の罹患や自殺案件について労災が認定された場合，同事案で事業主に対して安全配慮義務違反に基づく損害賠償請求訴訟が提起されますと，業務上の負荷と精神障害の罹患や自殺との間の相当因果関係の存否が問題となり，これが肯定されると，事業主は，精神障害の罹患や自殺に対して休業補償や逸失利益，慰謝料等の支払いを命じられることになります。使用者においては，上記の点を踏まえて，労働者の心理的負荷に配慮しながら，適正な労務管理を行うことが求められます。　（寺前　隆）

「精神障害等の労災補償状況」（厚生労働省）
平成27年度「過労死等の労災補償状況」（厚生労働省）

4 過労自殺と過労死

099 key words

・過労死　・過労自殺

Q 「過労自殺」という言葉がありますが，どういった例をさすのでしょうか。「過労死」との関係についても教えてください。

A 過労死や過労自殺という言葉はなんとなく理解されやすいものですが，法律用語として定義されているので，まずそれをおさえておきましょう。平成26年施行の過労死等防止対策推進法において，過労死は「業務における過重な負荷による脳血管疾患もしくは心臓疾患を原因とする死亡，もしくは業務における強い心理的負荷による精神障害を原因とする自殺による死亡」と定義されています。つまり，過労自殺は過労死の1つに分類されているのです。

法律上で定義される過労自殺では，業務における強い心理的負荷による精神障害の介在が必須条件です。しかし，生前に精神医学的な診断や治療を受けていたことは必須条件ではありません。病気の自覚がないままうつ病が進行していくことはあり得ます。したがって，自殺事案で遺族から労災請求の申請が出された場合，労働局の労災認定会議では，まず精神障害の有無が検討されます。生前に未受診であっても，調査官が収集した資料を基に，その有無が検討されます。この過程では，可能性が排除される方向ではなく，広くとらえる方向で検討が行われます。精神障害の介在がなければ，労災に該当しませんし，そもそも法律上の過労自殺にも該当しません。

次に，業務における心理的負荷の強度が検討されます。その強度が労災に該当するかどうかは，厚生労働省が定める「業務による心理的負荷評価表」に基づいて検討されます（この「業務による心理的負荷評価表」は厚生労働省のホームページで公表されています）。

以上のような手順で労災認定の審査が行われるわけですが，労災と認定されるものだけが過労自殺ではありません。「過労」の明確な基準はありません。ちなみに，労災認定される自殺事案（未遂を含む）は年間90件程度です。過労自殺が年間何件くらいあるのかは不明ですが，その上限の目安として，警察庁による自殺の原因・動機分類の「勤務問題」件数が参考になります。平成28年をみると全自殺者21,897人中，1,978人で「勤務問題」が原因・動機として挙げられています。「勤務問題」の内訳は「仕事疲れ」のほかに「職場の人間関係」，「仕事の失敗」，「職場環境の変化」などがありますので，この1,978人すべてが過労自殺というわけではありません。

過労の基準として外形的にわかりやすいのは労働時間数です。たとえば，月100時間以上の時間外労働や，1か月間休みなしの連続勤務は，精神障害の労災認定に該当する可能性が高い水準です。労災に該当する水準は，間違いなく過労といえます。一方，労災に該当しないから過労ではないといえないのは先述の通りで，本人の主観も重要です。しかし，本人の主観を重視しすぎると，客観的な基準がなくなり，すべてが「過労」になり得るので悩ましいところです。

また，過労の内容は労働時間数だけではなく，「業務における強い心理的負荷」をもたらす出来事すべてが対象になります。仕事の質や職場の人間関係，仕事の失敗などで強い心理的負荷を感じる状態が過労になり得るわけです。この場合，労働時間数よりもさらに，客観的な基準が曖昧です。

以上のように，過労の明確な基準はありませんが，少なくとも労災に該当するような職場環境は是正されなければなりません。過労の定義が曖昧ですから，過労自殺の予防はすなわち自殺全般の予防になります。2015年12月から法制化された職場でのストレスチェック制度の有効活用が望まれます。労働者各自がセルフケアの意識を持ち，メンタルヘルスケアに関する社内資源を活用しやすい風土作りに関与することが大切です。経営者においては，職場のストレスを低減させるような環境作りが責務として課されていますから，対策を真剣に考えねばなりません。

（張　賢徳）

5 メンタルヘルス管理におけるリスクマネジメントの留意点

100 key words
・リスクマネジメント　・リハビリ出勤　・カウンセリングの限界

Q 職場でメンタルヘルス管理を考えるうえで，リスクマネジメント（危機管理）への意識が大切と聞きました。具体的に，どのような点に留意したらよいのでしょうか。

A メンタルな病気の労働者や自殺に関して，労働災害や公務災害として認定される事例が急増し，企業側の責任が問われることが多くなりました。職場でのメンタルヘルス管理に関しては，安全配慮義務に留意しつつも，不要な責任を負わないリスクマネジメント（危機管理）の視点が従来以上に求められています。

ややもすれば，職場関係者や産業保健スタッフはサービス精神が旺盛で，当事者・家族から頼まれれば何でもやってしまいがちですが，職場では「できないこと」が存在します。「できもしないこと」をやろうとすれば，職場は不要のリスクを負うことになりかねません。したがって，リスクマネジメントの基本として，以下の項目を再確認してください。

まず強調したいのは，職場は病院でもリハビリテーション施設でもない点です。「リハビリ出勤」「試し出勤」と称して日本の職場ではリハビリ的なことを実施する傾向にあります（Ⅳ－4（061），Ⅳ－7（064）参照）。リハビリテーション施設でもない職場における，リハビリ機能の限界や危険性を認識する必要があります。

２つ目として，上司や産業保健スタッフは，家族・家庭の代わりにはなり得ないことです。上司・同僚が家族代わりのような世話をすることがよくありますが，いくら親身になって世話をしても，家族でしかできない支援や責任があるのは当然です。企業側が過度の責任を負う愚を避けるべきです。

３つ目として，職場関係者，とりわけ管理監督者はメンタルヘルスの専門家ではないことへの自覚です。メンタルヘルス研修は大切ですが，ミニ専門家を養成するわけではありません。職場関係者はあくまでも素人の視点で常識的な判断で適切に役割を果たすことが求められます。中途半端なミニ専門家を養成することは危険です。

４つ目として，時間は無限ではない点です。職場のメンタルヘルス活動が業務活動の一環である以上，一定期間内にその結果と評価がなされるのは当然のことですが，漫然と同一手法での対応が繰り返される事例が散見されるのは残念なことです。産業保健スタッフは対費用効果と対時間効果をきちんと意識しながらメンタルヘルス管理を実施すべきです。

５つ目として，精神疾患の一部は十分に回復せず障害が残る現実です。職場において，メンタルな病気は治療してリハビリテーションに励めば原則10割回復できることが大前提になっていることが少なくありません。しかしながら，現実にはどんなに頑張っても５，６割しか回復を望めない事例が少なからず存在します。したがって，障害が残る事例について職場の理念や考え方を明確化させなければ，新たなリスクを生みかねません。

６つ目として，カウンセリングの限界を認識することです。疾病レベルに達している事例にはカウンセリング単独のみの対応は不十分と考えられ，精神科薬物療法などが必要です。ところが，疾病レベルに達している事例までカウンセラーが抱え込み，事態を長期化させていることがあります。カウンセリング技法の限界や対象をきちんと意識しないと，結果的に精神科受診を遅らせてしまう危険性が指摘できます。

７つ目として，周囲とのトラブルが絶えない労働者への対応です。トラブルの内容にもよりますが，職場の規範の枠組みにのっとった対応が原則となります。就業規則に抵触するような行為や職場のモラルを乱すような行為があれば，問題点を明確に当該労働者に示し，時には懲戒的な処分も考えられます。上司，人事など関係部署が情報を共有し，同一スタンスで対応します。不統一で場当たり的な対応は状況をより複雑化するからです。

従来，メンタルな問題が疑われる事例に関して，関係者は「かわいそうだから」といった情緒的な判断を下しがちでしたが（もちろん情緒的な面も大切ですが），これからのメンタルヘルス管理では，今まで以上に常にリスクマネジメントを意識した判断力・公平な対応能力が求められます。（大西　守）

資　料

情報は2017年10月時点のものです。

お問い合わせの際は事前にご確認ください。

精神保健福祉センター一覧

北海道立精神保健福祉センター

〒003-0027　札幌市白石区本通16丁目北6-34
TEL：011-864-7121　相談専用：011-864-7000
http://www.pref.hokkaido.lg.jp/hf/sfc/

札幌こころのセンター

〒060-0042　札幌市中央区大通西19丁目　WEST19　4階
TEL：011-622-0556　相談専用：011-622-0556
http://www.city.sapporo.jp/eisei/gyomu/seisin/

青森県立精神保健福祉センター

〒038-0031　青森市三内字沢部353-92
TEL：017-787-3951　相談専用：017-787-3957,3958
http://www.pref.aomori.lg.jp/soshiki/kenko/seifuku/

岩手県精神保健福祉センター

〒020-0015　盛岡市本町通3-19-1　岩手県福祉総合相談センター内
TEL：019-629-9617　相談専用：019-622-6955
http://www.pref.iwate.jp/seishinhoken/

秋田県精神保健福祉センター

〒010-0001　秋田市中通２丁目1-51
TEL：018-831-3946　相談専用：018-831-3939
http://www.pref.akita.lg.jp/pages/genre/seiho

宮城県精神保健福祉センター

〒989-6117　大崎市古川旭５丁目7-20
TEL：0229-23-0021　相談専用：0229-23-0302
http://www.pref.miyagi.jp/soshiki/seihocnt/

仙台市精神保健福祉総合センター（はあとぽーと仙台）

〒980-0845　仙台市青葉区荒巻字三居沢1-6
TEL：022-265-2191　相談専用：022-265-2229,022-217-2279
http://www.city.sendai.jp/seshin-kanri/kurashi/kenkotofukushi/kenkoiryo/sodan/seshinhoken/heartport/

山形県精神保健福祉センター

〒990-0021　山形市小白川町2-3-30
TEL：023-624-1217　相談専用：023-631-7060
http://www.pref.yamagata.jp/ou/kenkofukushi/091013/public_html.html

福島県精神保健福祉センター

〒960-8012　福島市御山町8-30
TEL：024-535-3556　相談専用：024-535-3556
https://www.pref.fukushima.lg.jp/sec/21840a/

茨城県精神保健福祉センター

〒310-0852　水戸市笠原町993-2
TEL：029-243-2870　相談専用：029-244-0556
http://www.pref.ibaraki.jp/soshiki/hokenfukushi/seiho/

栃木県精神保健福祉センター

〒329-1104　宇都宮市下岡本町2145-13
TEL：028-673-8785　相談専用：028-673-8785
http://www.pref.tochigi.lg.jp/e67/welfare/hoken-eisei/seishin/1282106649278.html

群馬県こころの健康センター

〒379-2166　前橋市野中町368
TEL：027-263-1166　相談専用：027-263-1156
http://www.pref.gunma.jp/07/p11700016.html

埼玉県立精神保健福祉センター

〒362-0806　北足立郡伊奈町小室818-2
TEL：048-723-3333　相談専用：048-723-1447
https://www.pref.saitama.lg.jp/soshiki/b0606/

さいたま市こころの健康センター

〒338-0003　さいたま市中央区本町東4-4-3
TEL：048-851-5665　相談専用：048-851-5771
http://www.city.saitama.jp/002/001/010/p001312.html

千葉県精神保健福祉センター

〒260-0801　千葉市中央区仁戸名町666-2
TEL：043-263-3891　相談専用：043-263-3893
https://www.pref.chiba.lg.jp/cmhc/

千葉市こころの健康センター

〒261-0003　千葉市美浜区高浜2-1-16
TEL：043-204-1582　相談専用：043-204-1583
https://www.city.chiba.jp/hokenfukushi/koreishogai/kokoronokenko/

東京都立精神保健福祉センター

〒110-0015　台東区東上野３丁目３番13号　プラチナ第２ビル
TEL：03-3834-4100　相談専用：03-3834-4102
http://www.fukushihoken.metro.tokyo.jp/sitaya/

東京都立中部総合精神保健福祉センター

〒156-0057　世田谷区上北沢2-1-7
TEL：03-3302-7575　相談専用：03-3302-7711
http://www.fukushihoken.metro.tokyo.jp/chusou/

東京都立多摩総合精神保健福祉センター

〒206-0036　多摩市中沢2-1-3
TEL：042-376-1111　相談専用：042-371-5560
http://www.fukushihoken.metro.tokyo.jp/tamasou/

神奈川県精神保健福祉センター

〒233-0006　横浜市港南区芹が谷2-5-2
TEL：045-821-8822　相談専用：0120-821-606
http://www.pref.kanagawa.jp/cnt/f531065/

横浜市こころの健康相談センター

〒231-0021　横浜市中区日本大通18　KRC ビル６階
TEL：045-671-4455　相談専用：045-662-3522
http://www.city.yokohama.lg.jp/kenko/kokoronosodan-center/

川崎市精神保健福祉センター

〒210-0005　川崎市川崎区東田町８番地　パレール三井ビル12階
TEL：044-200-3195　相談専用：044-246-6742
http://www.city.kawasaki.jp/shisetsu/category/34-3-0-0-0-0-0-0-0-0.html

相模原市精神保健福祉センター

〒252-5277　相模原市中央区富士見6-1-1　ウェルネスさがみはら７階
TEL：042-769-9818　相談専用：042-769-9819
http://www.city.sagamihara.kanagawa.jp/shisetsu/hoken_fukushi/hoken_iryo/018626.html

山梨県立精神保健福祉センター

〒400-0005　甲府市北新１丁目2-12　山梨県福祉プラザ３階
TEL：055-254-8644
http://www.pref.yamanashi.jp/seishin-hk/

長野県精神保健福祉センター

〒380-0928　長野市若里7-1-7
TEL：026-227-1810　相談専用：026-224-3626
https://www.pref.nagano.lg.jp/seishin/

新潟県精神保健福祉センター

〒950-0994　新潟市中央区上所2-2-3　新潟ユニゾンプラザ　ハート館
TEL：025-280-0111　相談専用：025-280-0113
http://www.pref.niigata.lg.jp/seishin/1219773657991.html

新潟市こころの健康センター

〒951-8133　新潟市中央区川岸町１丁目57番地１
TEL：025-232-5551　相談専用：025-232-5560
http://www.city.niigata.lg.jp/iryo/kokoro/centerriyo/index.html

富山県心の健康センター

〒939-8222　富山市蜷川459-1
TEL：076-428-1511　相談専用：076-428-0606
http://www.pref.toyama.jp/branches/1281/1281.htm

石川県こころの健康センター

〒920-8201　金沢市鞍月東２丁目６番地
TEL：076-238-5761　相談専用：076-237-2700
http://www.pref.ishikawa.lg.jp/fukusi/kokoro-home/kokoro/top.html

福井県精神保健福祉センター

〒910-0026　福井市光陽２丁目3-36
TEL：0776-24-7311　相談専用：0776-26-4400
http://www.pref.fukui.lg.jp/doc/soudansyo/seisin1.html

静岡県精神保健福祉センター

〒422-8031　静岡市駿河区有明町2-20
TEL：054-286-9245　相談専用：0558-23-5560（伊豆），
055-922-5562（東部），054-285-5560（中部），0538-37-5560（西部）
http://www.pref.shizuoka.jp/kousei/ko-845/seishin/index.html

静岡市こころの健康センター

〒420-0821　静岡市葵区柚木240番地
TEL：054-262-3011　相談専用（うつ病に関して）：054-262-3033
http://www.city.shizuoka.jp/630_000169.html

浜松市精神保健福祉センター

〒430-0929　浜松市中区中央１丁目12-1　静岡県浜松総合庁舎４階
TEL：053-457-2709　相談専用：053-457-2195
http://www.city.hamamatsu.shizuoka.jp/sei-hokenc/soudan/seisin/index.html

愛知県精神保健福祉センター

〒460-0001　名古屋市中区三の丸3-2-1　東大手庁舎
TEL：052-962-5377　相談専用：052-951-2881
https://www.pref.aichi.jp/seishin-c/

名古屋市精神保健福祉センター

〒453-0024　名古屋市中村区名楽町4-7-18　中村保健所等複合施設５階
TEL：052-483-2095　相談専用：052-483-2215
http://www.city.nagoya.jp/kurashi/category/22-5-3-0-0-0-0-0-0-0.html

岐阜県精神保健福祉センター

〒502-0854　岐阜市鷺山向井2563-18
岐阜県障がい者総合相談センター内
TEL：058-231-9724　相談専用：058-233-0119
http://www.pref.gifu.lg.jp/kodomo/kenko/kokoro/22606/

三重県こころの健康センター

〒514-8567　津市桜橋３丁目446-34　三重県津庁舎保健所棟２階
TEL：059-223-5241　相談専用：（自殺予防）059-253-7823
http://www.pref.mie.lg.jp/kokoroc/hp/

滋賀県立精神保健福祉センター

〒525-0072　草津市笠山8-4-25

TEL：077-567-5010　相談専用：077-567-5560

http://www.pref.shiga.lg.jp/e/seishinhoken/

京都府精神保健福祉総合センター

〒612-8416　京都市伏見区竹田流池町120

TEL：075-641-1810　相談専用：075-645-5155

http://www.pref.kyoto.jp/health/

京都市こころの健康増進センター

〒604-8854　京都市中京区壬生仙念町30

TEL：075-314-0355　相談専用：075-314-0874

http://kyoto-kokoro.org/

大阪府こころの健康総合センター

〒558-0056　大阪市住吉区万代東3-1-46

TEL：06-6691-2811　相談専用：06-6607-8814

http://www.pref.osaka.lg.jp/kokoronokenko/

大阪市こころの健康センター

〒534-0027　大阪市都島区中野町５丁目15番21号　都島センタービル３階

TEL：06-6922-8520　相談専用：06-6923-0936

http://www.city.osaka.lg.jp/kenko/page/0000006043.html

堺市こころの健康センター

〒590-0808　堺市堺区旭ヶ丘中町４丁３番１　堺市立健康福祉プラザ３階

TEL：072-245-9192　相談専用：072-243-5500

http://www.city.sakai.lg.jp/kenko/kenko/hokencenter/kenkocenter/index.html

奈良県精神保健福祉センター

〒633-0062　桜井市粟殿1000

TEL：0744-47-2251　相談専用：0744-46-5563

http://www.pref.nara.jp/1743.htm

和歌山県精神保健福祉センター

〒640-8319　和歌山市手平2-1-2　県民交流プラザ和歌山ビッグ愛２階
TEL：073-435-5194　相談専用：073-435-5192
http://www.pref.wakayama.lg.jp/prefg/040400/050301/index1.html

兵庫県精神保健福祉センター

〒651-0073　神戸市中央区脇浜海岸通1-3-2
TEL：078-252-4980　相談専用：078-252-4987
https://web.pref.hyogo.lg.jp/kf21/hw35_000000005.html

神戸市精神保健福祉センター

〒650-0016　神戸市中央区橘通３丁目４番１号
神戸市立総合福祉センター３階
TEL：078-371-1900　相談専用：078-371-1855
http://www.city.kobe.lg.jp/life/health/kokoro/

岡山県精神保健福祉センター

〒700-0985　岡山市北区厚生町３丁目３番１号
TEL：086-201-0850　相談専用：086-201-0828
http://www.pref.okayama.jp/soshiki/189/

岡山市こころの健康センター

〒700-8546　岡山市北区鹿田町１丁目１番１号　岡山市保健福祉会館４階
TEL：086-803-1273　相談専用：086-803-1274
http://www.city.okayama.jp/hofuku/kokoroc/

広島県立総合精神保健福祉センター（パレアモア広島）

〒731-4311　安芸郡坂町北新地2-3-77
TEL：082-884-1051　相談専用：082-892-9090
https://www.pref.hiroshima.lg.jp/site/paraemoa/

広島市精神保健福祉センター

〒730-0043　広島市中区富士見町11-27
TEL：082-245-7746　相談専用：082-245-7731
http://www.city.hiroshima.lg.jp/www/contents/1191568487462/

鳥取県立精神保健福祉センター

〒680-0901　鳥取市江津318-1
TEL：0857-21-3031
http://www.pref.tottori.lg.jp/seishincenter/

島根県立心と体の相談センター

〒690-0011　松江市東津田町1741番地3　いきいきプラザ島根２F
TEL：0852-32-5905　相談専用：0852-21-2885
http://www.pref.shimane.lg.jp/kokoro/

山口県精神保健福祉センター

〒747-0801　防府市駅南町13-40　防府総合庁舎２階
TEL：0835-27-3480　相談専用：0835-27-3388
http://www.pref.yamaguchi.lg.jp/cms/a15200/mhc/

徳島県精神保健福祉センター

〒770-0855　徳島市新蔵町3-80
TEL：088-625-0610　相談専用：088-602-8911
http://www.pref.tokushima.jp/docs/2013061800050/

香川県精神保健福祉センター

〒760-0068　高松市松島町1-17-28　香川県高松合同庁舎４階
TEL：087-804-5565　相談専用：087-833-5560
http://www.pref.kagawa.lg.jp/content/etc/subsite/seishinhoken/index.shtml

愛媛県心と体の健康センター

〒790-0811　松山市本町7-2　愛媛県総合保健福祉センター内
TEL：089-911-3880　相談専用：089-917-5012
http://www.pref.ehime.jp/h25118/

高知県立精神保健福祉センター

〒780-0850　高知市丸の内1丁目7-36　高知興林会館４階
TEL：088-821-4966　相談専用：088-823-0600
http://www.pref.kochi.lg.jp/soshiki/060303/

福岡県精神保健福祉センター

〒816-0804　春日市原町3-1-7　南側２階
TEL：092-582-7500　相談専用：092-582-7400
http://www.pref.fukuoka.lg.jp/soshiki/4404407/

福岡市精神保健福祉センター

〒810-0073　福岡市中央区舞鶴2-5-1　あいれふ３階
TEL：092-737-8825　相談専用：（うつ病など）092-737-8829
http://www.city.fukuoka.lg.jp/hofuku/seishinhoken/life/seishinhoken-center/

北九州市立精神保健福祉センター

〒802-8560　北九州市小倉北区馬借1-7-1　アシスト21　５階
TEL：093-522-8729　相談専用：093-522-0874
http://www.city.kitakyushu.lg.jp/ho-huku/ho-assist-seishin.html

佐賀県精神保健福祉センター

〒845-0001　小城市小城町178-9
TEL：0952-73-5060　相談専用：0952-73-5556
http://www.pref.saga.lg.jp/kiji00334644/index.html

長崎こども・女性・障害者支援センター

〒852-8114　長崎市橋口町10-22
TEL：095-844-5132　相談専用：095-846-5115
https://www.pref.nagasaki.jp/section/na-shien-c/

熊本県精神保健福祉センター

〒862-0920　熊本市東区月出３丁目1-120
TEL：096-386-1255　相談専用：096-386-1166
https://www.pref.kumamoto.jp/hpkiji/pub/List.aspx?c_id=3&class_set_id=1&class_id=1972

熊本市こころの健康センター

〒862-0971　熊本市中央区大江５丁目1-1　ウェルパルくまもと３階
TEL：096-366-1171　相談専用：096-362-8100
http://www.city.kumamoto.jp/hpkiji/pub/detail.aspx？c_id=5&id=2079

大分県精神保健福祉センター（ハートコムおおいた）

〒870-1155　大分市大字玉沢字平石908
TEL：097-541-5276　相談専用：097-541-6290
http://www.pref.oita.jp/site/seisinhokenn/

宮崎県精神保健福祉センター

〒880-0032　宮崎市霧島1-1-2　宮崎県総合保健センター４階南
TEL：0985-27-5663　相談専用：0985-32-5566
http://www.seihocenter-miyazaki.com/index.html

鹿児島県精神保健福祉センター

〒890-0021　鹿児島市小野１丁目１番１号　ハートピアかごしま２階
TEL：099-218-4755
http://www.pref.kagoshima.jp/ae14/kagoshima-mhwc.html

沖縄県立総合精神保健福祉センター

〒901-1104　島尻郡南風原町字宮平212-3
TEL：098-888-1443　相談専用：098-888-1450
http://www.pref.okinawa.jp/site/hoken/seishinhoken/

産業保健総合支援センター一覧

北海道産業保健総合支援センター

〒060-0001　札幌市中央区北一条西7-1　プレスト1・7ビル2F
TEL：011-242-7701　　FAX：011-242-7702
http://www.hokkaidos.johas.go.jp/

青森産業保健総合支援センター

〒030-0862　青森市古川2-20-3　朝日生命青森ビル8F
TEL：017-731-3661　　FAX：017-731-3660
http://www.aomoris.johas.go.jp/

岩手産業保健総合支援センター

〒020-0045　盛岡市盛岡駅西通2-9-1　マリオス14F
TEL：019-621-5366　　FAX：019-621-5367
https://www.iwates.johas.go.jp/

宮城産業保健総合支援センター

〒980-6015　仙台市青葉区中央4-6-1　住友生命仙台中央ビル15F
TEL：022-267-4229　　FAX：022-267-4283
http://www.miyagis.johas.go.jp/

秋田産業保健総合支援センター

〒010-0874　秋田市千秋久保田町6-6　秋田県総合保健センター4F
TEL：018-884-7771　　FAX：018-884-7781
https://www.akitas.johas.go.jp/

山形産業保健総合支援センター

〒990-0047　山形市旅篭町3-1-4　食糧会館4F
TEL：023-624-5188　　FAX：023-624-5250
http://www.yamagatas.johas.go.jp/

福島産業保健総合支援センター

〒960-8031　福島市栄町6-6　NBFユニックスビル10F
TEL：024-526-0526　　FAX：024-526-0528
http://www.fukushimas.johas.go.jp/

茨城産業保健総合支援センター

〒310-0021　水戸市南町3-4-10　水戸FFセンタービル8F
TEL：029-300-1221　　FAX：029-227-1335
http://www.ibarakis.johas.go.jp/

栃木産業保健総合支援センター

〒320-0811　宇都宮市大通り1-4-24　MSCビル4F
TEL：028-643-0685　　FAX：028-643-0695
http://www.tochigis.johas.go.jp/

群馬産業保健総合支援センター

〒371-0022　前橋市千代田町1-7-4　群馬メディカルセンター2F
TEL：027-233-0026　　FAX：027-233-9966
http://www.gunmas.johas.go.jp/

埼玉産業保健総合支援センター

〒330-0063　さいたま市浦和区高砂2-2-3　さいたま浦和ビルディング6F
TEL：048-829-2661　　FAX：048-829-2660
http://www.saitamas.johas.go.jp/

千葉産業保健総合支援センター

〒260-0013　千葉市中央区中央3-3-8　日進センタービル8F
TEL：043-202-3639　　FAX：043-202-3638
http://www.chibas.johas.go.jp/

東京産業保健総合支援センター

〒102-0075　千代田区三番町6-14　日本生命三番町ビル3F
TEL：03-5211-4480　　FAX：03-5211-4485
http://www.tokyos.johas.go.jp/

神奈川産業保健総合支援センター

〒221-0835　横浜市神奈川区鶴屋町3-29-1　第６安田ビル3F
TEL：045-410-1160　　FAX：045-410-1161
http://www.kanagawas.johas.go.jp/

山梨産業保健総合支援センター

〒400-0031　甲府市丸の内2-32-11　山梨県医師会館4F
TEL：055-220-7020　　FAX：055-220-7021
http://www.yamanashis.johas.go.jp/

長野産業保健総合支援センター

〒380-0936　長野市岡田町215-1　フージャース長野駅前ビル4F
TEL：026-225-8533　　FAX：026-225-8535
http://www.naganos.johas.go.jp/

新潟産業保健総合支援センター

〒951-8055　新潟市中央区礎町通二ノ町2077　朝日生命新潟万代橋ビル6F
TEL：025-227-4411　　FAX：025-227-4412
http://www.niigatas.johas.go.jp/

富山産業保健総合支援センター

〒930-0856　富山市牛島新町5-5　インテックビル4F
TEL：076-444-6866　　FAX：076-444-6799
http://www.toyamas.johas.go.jp/

石川産業保健総合支援センター

〒920-0031　金沢市広岡3-1-1　金沢パークビル9F
TEL：076-265-3888　　FAX：076-265-3887
http://www.ishikawas.johas.go.jp/

福井産業保健総合支援センター

〒910-0006　福井市中央1-3-1　加藤ビル7F
TEL：0776-27-6395　　FAX：0776-27-6397
http://www.fukuis.johas.go.jp/

静岡産業保健総合支援センター

〒420-0034　静岡市葵区常磐町2-13-1　住友生命静岡常磐町ビル9F
TEL：054-205-0111　　FAX：054-205-0123
http://www.shizuokas.johas.go.jp/

愛知産業保健総合支援センター

〒460-0004　名古屋市中区新栄町2-13　栄第一生命ビル9F
TEL：052-950-5375　　FAX：052-950-5377
http://www.aichis.johas.go.jp/

岐阜産業保健総合支援センター

〒500-8844　岐阜市吉野町6-16　大同生命・廣瀬ビル
TEL：058-263-2311　　FAX：058-263-2366
http://www.gifus.johas.go.jp/

三重産業保健総合支援センター

〒514-0003　津市桜橋2-191-4　三重県医師会館5F
TEL：059-213-0711　　FAX：059-213-0712
http://www.mies.johas.go.jp/

滋賀産業保健総合支援センター

〒520-0047　大津市浜大津1-2-22　大津商中日生ビル8F
TEL：077-510-0770　　FAX：077-510-0775
http://www.shigas.johas.go.jp/

京都産業保健総合支援センター

〒604-8186　京都市中京区車屋町通御池下ル梅屋町361-1
アーバネックス御池ビル東館5F
TEL：075-212-2600　　FAX：075-212-2700
http://www.kyotos.johas.go.jp/

大阪産業保健総合支援センター

〒540-0033　大阪市中央区石町2-5-3　エル・おおさか南館9F
TEL：06-6944-1191　　FAX：06-6944-1192
http://osakas.johas.go.jp/

奈良産業保健総合支援センター

〒630-8115　奈良市大宮町1-1-32　奈良交通第３ビル3F
TEL：0742-25-3100　　FAX：0742-25-3101
http://naras.johas.go.jp/

和歌山産業保健総合支援センター

〒640-8137　和歌山市吹上2-1-22　和歌山県日赤会館7F
TEL：073-421-8990　　FAX：073-421-8991
http://wakayamas.johas.go.jp/

兵庫産業保健総合支援センター

〒651-0087　神戸市中央区御幸通6-1-20　ジイテックスアセントビル8F
TEL：078-230-0283　FAX：078-230-0284
http://www.hyogos.johas.go.jp/

岡山産業保健総合支援センター

〒700-0907　岡山市北区下石井2-1-3　岡山第一生命ビルディング12F
TEL：086-212-1222　　FAX：086-212-1223
http://www.okayamas.johas.go.jp/

広島産業保健総合支援センター

〒730-0011　広島市中区基町11-13　合人社広島紙屋町アネクス5F
TEL：082-224-1361　　FAX：082-224-1371
http://www.hiroshimas.johas.go.jp/

鳥取産業保健総合支援センター

〒680-0846　鳥取市扇町115-1　鳥取駅前第一生命ビルディング6F
TEL：0857-25-3431　　FAX：0857-25-3432
http://www.tottoris.johas.go.jp/

島根産業保健総合支援センター

〒690-0003　松江市朝日町477-17　松江SUNビル7F
TEL：0852-59-5801　　FAX：0852-59-5881
https://www.shimanes.johas.go.jp/

山口産業保健総合支援センター

〒753-0051　山口市旭通り2-9-19　山口建設ビル4F
TEL：083-933-0105　　FAX：083-933-0106
http://www.yamaguchis.johas.go.jp/

徳島産業保健総合支援センター

〒770-0847　徳島市幸町3-61　徳島県医師会館3F
TEL：088-656-0330　　FAX：088-656-0550
http://www.tokushimas.johas.go.jp/

香川産業保健総合支援センター

〒760-0025　高松市古新町2-3　三井住友海上高松ビル4F
TEL：087-826-3850　　FAX：087-826-3830
https://www.kagawas.johas.go.jp/

愛媛産業保健総合支援センター

〒790-0011　松山市千舟町4-5-4　松山千舟４５４ビル2F
TEL：089-915-1911　　FAX：089-915-1922
http://www.ehimes.johas.go.jp/

高知産業保健総合支援センター

〒780-0870　高知市本町4-1-8　高知フコク生命ビル7F
TEL：088-826-6155　　FAX：088-826-6151
http://www.kochis.johas.go.jp/

福岡産業保健総合支援センター

〒812-0016　福岡市博多区博多駅南2-9-30
福岡メディカルセンタービル1F
TEL：092-414-5264　　FAX：092-414-5239
http://www.fukuokas.johas.go.jp/

佐賀産業保健総合支援センター

〒840-0816　佐賀市駅南本町6-4　佐賀中央第一生命ビル4F
TEL：0952-41-1888　　FAX：0952-41-1887
http://www.sagas.johas.go.jp/

長崎産業保健総合支援センター

〒852-8117　長崎市平野町3-5　建友社ビル3F
TEL：095-865-7797　　FAX：095-848-1177
http://www.nagasakis.johas.go.jp/

熊本産業保健総合支援センター

〒860-0806　熊本市中央区花畑町9-24　住友生命熊本ビル3F
TEL：096-353-5480　　FAX：096-359-6506
http://www.kumamotos.johas.go.jp/

大分産業保健総合支援センター

〒870-0046　大分市荷揚町3-1　いちご・みらい信金ビル6F
TEL：097-573-8070　　FAX：097-573-8074
http://www.oitas.johas.go.jp/

宮崎産業保健総合支援センター

〒880-0806　宮崎市広島1-18-7　大同生命宮崎ビル6F
TEL：0985-62-2511　　FAX：0985-62-2522
http://www.miyazakis.johas.go.jp/

鹿児島産業保健総合支援センター

〒890-0052　鹿児島市上之園町25-1　中央ビル4F
TEL：099-252-8002　　FAX：099-252-8003
http://kagoshimas.johas.go.jp/

沖縄産業保健総合支援センター

〒901-0152　那覇市字小禄1831-1　沖縄産業支援センター203-1号室
TEL：098-859-6175　　FAX：098-859-6176
http://www.okinawas.johas.go.jp/

労災病院一覧

MHC は勤労者メンタルヘルスセンターが設置されている病院を示す。

北海道中央労災病院	〒068-0004　岩見沢市４条東16-5 TEL：0126-22-1300 http://hokkaidoh.johas.go.jp/
釧路労災病院 MHC	〒085-8533　釧路市中園町13-23 TEL：0154-22-7191 http://www.kushiroh.johas.go.jp/
青森労災病院 MHC	〒031-8551　八戸市大字白銀町字南ケ丘1 TEL：0178-33-1551 http://www.aomorih.johas.go.jp/
秋田労災病院	〒018-5604　大館市軽井沢字下岱30 TEL：0186-52-3131 http://akitah.johas.go.jp/
東北労災病院 MHC	〒981-8563　仙台市青葉区台原4-3-21 TEL：022-275-1111 http://www.tohokuh.johas.go.jp/
福島労災病院 MHC	〒973-8403　いわき市内郷綴町沼尻3 TEL：0246-26-1111 http://www.fukushimah.johas.go.jp/
鹿島労災病院 MHC	〒314-0343　神栖市土合本町1-9108-2 TEL：0479-48-4111 http://www.kashimah.johas.go.jp/
千葉労災病院	〒290-0003　市原市辰巳台東2-16 TEL：0436-74-1111 http://www.chibah.johas.go.jp/
東京労災病院	〒143-0013　大田区大森南4-13-21 TEL：03-3742-7301 http://www.tokyoh.johas.go.jp/

関東労災病院 MHC	〒211-8510　川崎市中原区木月住吉町1-1 TEL：044-411-3131 http://www.kantoh.johas.go.jp/
横浜労災病院 MHC	〒222-0036　横浜市港北区小机町3211 TEL：045-474-8111 https://www.yokohamah.johas.go.jp/
燕労災病院	〒959-1228　燕市佐渡633 TEL：0256-64-5111 http://www.tsubameh.johas.go.jp/
新潟労災病院	〒942-8502　上越市東雲町1-7-12 TEL：025-543-3123 http://www.niigatah.johas.go.jp/
富山労災病院	〒937-0042　魚津市六郎丸992 TEL：0765-22-1280 http://www.toyamah.johas.go.jp/
浜松労災病院	〒430-8525　浜松市東区将監町25 TEL：053-462-1211 http://www.hamamatsuh.johas.go.jp/
旭労災病院	〒488-8585　尾張旭市平子町北61 TEL：0561-54-3131 http://www.asahih.johas.go.jp/
中部労災病院 MHC	〒455-8530　名古屋市港区港明1-10-6 TEL：052-652-5511 http://www.chubuh.johas.go.jp/
和歌山労災病院	〒640-8505　和歌山市木ノ本93-1 TEL：073-451-3181 http://www.wakayamah.johas.go.jp/
大阪労災病院	〒591-8025　堺市北区長曽根町1179-3 TEL：072-252-3561 http://www.osakah.johas.go.jp/
関西労災病院 MHC	〒660-8511　尼崎市稲葉荘3-1-69 TEL：06-6416-1221 https://www.kansaih.johas.go.jp/

神戸労災病院	〒651-0053　神戸市中央区籠池通4-1-23 TEL：078-231-5901 http://www.kobeh.johas.go.jp/
岡山労災病院	〒702-8055　岡山市南区築港緑町1-10-25 TEL：086-262-0131 http://www.okayamah.johas.go.jp/
中国労災病院 MHC	〒737-0193　呉市広多賀谷1-5-1 TEL：0823-72-7171 http://www.chugokuh.johas.go.jp/
山陰労災病院 MHC	〒683-8605　米子市皆生新田1-8-1 TEL：0859-33-8181 http://www.saninh.johas.go.jp/
山口労災病院 MHC	〒756-0095　山陽小野田市大字小野田1315-4 TEL：0836-83-2881 http://yamaguchih.johas.go.jp/
香川労災病院 MHC	〒763-8502　丸亀市城東町3-3-1 TEL：0877-23-3111 https://www.kagawah.johas.go.jp/
愛媛労災病院	〒792-8550　新居浜市南小松原町13-27 TEL：0897-33-6191 http://www.ehimeh.johas.go.jp/
九州労災病院 門司メディカルセンター	〒801-8502　北九州市門司区東港町3-1 TEL：093-331-3461 http://www.mojih.johas.go.jp/
九州労災病院 MHC	〒800-0296　北九州市小倉南区曽根北町1-1 TEL：093-471-1121 http://www.kyushuh.johas.go.jp/
長崎労災病院	〒857-0134　佐世保市瀬戸越2-12-5 TEL：0956-49-2191 http://www.nagasakih.johas.go.jp/
熊本労災病院	〒866-8533　八代市竹原町1670 TEL：0965-33-4151 http://kumamotoh.johas.go.jp/

＊この他に，吉備高原医療リハビリテーションセンター（岡山県加賀郡吉備中央町），総合せき損センター（福岡県飯塚市），北海道せき損センター（北海道美唄市）がある。

高齢・障害・求職者雇用支援機構一覧

●は地域障害者職業センター，■は職業能力開発促進センター，◆は職業能力開発大学校・職業能力開発短期大学校が支部の管轄にあることを示す。

北海道支部 ●■◆	〒063-0804　札幌市西区二十四軒４条１丁目４番１号 北海道職業能力開発促進センター内 TEL：011-640-8822　FAX：011-640-8950 http://www.jeed.or.jp/location/shibu/hokkaido/index.html
青森支部 ●■◆	〒030-0822　青森市中央三丁目20番２号 青森職業能力開発促進センター内 TEL：017-777-1234　FAX：017-777-1187 http://www.jeed.or.jp/location/shibu/aomori/index.html
岩手支部 ●■	〒025-0001　花巻市天下田69-1 岩手職業能力開発促進センター内 TEL：0198-23-5354　FAX：0198-22-4139 http://www.jeed.or.jp/location/shibu/iwate/index.html 高齢・障害者業務課／求職者支援課 〒020-0024　盛岡市菜園１丁目12-18 盛岡菜園センタービル３階 TEL：019-654-2081　FAX：019-654-2082（高齢・障害者業務課） TEL：019-625-5101　FAX：019-625-5104（求職者支援課）
宮城支部 ●■◆	〒985-8550　多賀城市明月2-2-1 宮城職業能力開発促進センター内 TEL：022-362-2253　FAX：022-364-2641 http://www.jeed.or.jp/location/shibu/miyagi/index.html
秋田支部 ●■◆	〒010-0101　潟上市天王字上北野4-143 秋田職業能力開発促進センター内 TEL：018-873-3177　FAX：018-873-3179 http://www.jeed.or.jp/location/shibu/akita/index.html

山形支部 ●■	〒990-2161　山形市漆山1954 山形職業能力開発促進センター内 TEL：023-686-2225　FAX：023-686-2426 http://www.jeed.or.jp/location/shibu/yamagata/index.html
福島支部 ●■	〒960-8054　福島市三河北町7-14 福島職業能力開発促進センター内 TEL：024-534-3637　FAX：024-534-3638 http://www.jeed.or.jp/location/shibu/fukushima/index.html
茨城支部 ●■	〒303-0033　常総市水海道高野町591 茨城職業能力開発促進センター内 TEL：0297-22-8800　FAX：0297-22-8822 http://www.jeed.or.jp/location/shibu/ibaraki/index.html 高齢・障害者業務課／求職者支援課 〒310-0803　水戸市城南1-4-7 第５プリンスビル５階 TEL：029-300-1215　FAX：029-300-1217（高齢・障害者業務課） TEL：029-221-1188　FAX：029-300-1217（求職者支援課）
栃木支部 ●■◆	〒320-0072　宇都宮市若草1-4-23 栃木職業能力開発促進センター内 TEL：028-622-9497　FAX：028-622-9496 http://www.jeed.or.jp/location/shibu/tochigi/index.html
群馬支部 ●■	〒370-1213　高崎市山名町918番地 群馬職業能力開発促進センター内 TEL：027-347-3333　FAX：027-347-3711 http://www.jeed.or.jp/location/shibu/gunma/index.html 高齢・障害者業務課 〒379-2154　前橋市天川大島町130-1 ハローワーク前橋３階 TEL：027-287-1511　FAX：027-287-1512
埼玉支部 ●■	〒336-0931　さいたま市緑区原山2-18-8 埼玉職業能力開発促進センター内 TEL：048-882-4079　FAX：048-882-4250 http://www.jeed.or.jp/location/shibu/saitama/index.html

千葉支部 ●■◆	〒263-0004　千葉市稲毛区六方町274番地 千葉職業能力開発促進センター内 TEL：043-422-2224　FAX：043-422-2724 http://www.jeed.or.jp/location/shibu/chiba/index.html 高齢・障害者業務課 〒261-0001　千葉市美浜区幸町1-1-3 TEL：043-204-2901　FAX：043-204-2904
東京支部 ●	〒130-0022　墨田区江東橋2-19-12 墨田公共職業安定所４階／５階 TEL：03-5638-2280　FAX：03-5638-2296 http://www.jeed.or.jp/location/shibu/tokyo/index.html
神奈川支部 ●■◆	〒241-0824　横浜市旭区南希望が丘78 関東職業能力開発促進センター内 TEL：045-391-2818　FAX：045-391-0141 http://www.jeed.or.jp/location/shibu/kanagawa/index.html
新潟支部 ●■◆	〒940-0044　長岡市住吉３丁目１番１号 新潟職業能力開発促進センター内 TEL：0258-33-2420　FAX：0258-33-2422 http://www.jeed.or.jp/location/shibu/niigata/index.html 高齢・障害者業務課 〒951-8061　新潟市中央区西堀通6-866 NEXT21ビル12階 TEL：025-226-6011　FAX：025-226-6013
富山支部 ●■◆	〒933-0982　高岡市八ケ55 富山職業能力開発促進センター内 TEL：0766-22-2738　FAX：0766-23-6445 http://www.jeed.or.jp/location/shibu/toyama/index.html
石川支部 ●■◆	〒920-0352　金沢市観音堂町へ-1 石川職業能力開発促進センター内 TEL：076-267-0801　FAX：076-267-0891 http://www.jeed.or.jp/location/shibu/ishikawa/index.html

福 井 支 部 ●■	〒915-0853　越前市行松町25-10 福井職業能力開発促進センター内 TEL：0778-23-1010　FAX：0778-23-1013 http://www.jeed.or.jp/location/shibu/fukui/index.html
山 梨 支 部 ●■	〒400-0854　甲府市中小河原町403-1 山梨職業能力開発促進センター内 TEL：055-241-3218　FAX：055-241-3865 http://www.jeed.or.jp/location/shibu/yamanashi/index.html
長 野 支 部 ●■	〒381-0043　長野市吉田4-25-12 長野職業能力開発促進センター内 TEL：026-243-1001　FAX：026-243-2797 http://www.jeed.or.jp/location/shibu/nagano/index.html
岐 阜 支 部 ●■◆	〒509-5102　土岐市泉町定林寺字園戸963-2 岐阜職業能力開発促進センター内 TEL：0572-54-3161　FAX：0572-54-3163 http://www.jeed.or.jp/location/shibu/gifu/index.html 高齢・障害者業務課／求職者支援課 〒500-8842　岐阜市金町5-25 G-front Ⅱ 7階 TEL：058-265-5823　FAX：058-266-5329（高齢・障害者業務課） TEL：058-265-5800　FAX：058-266-5329（求職者支援課）
静 岡 支 部 ●■◆	〒422-8033　静岡市駿河区登呂3-1-35 静岡職業能力開発促進センター内 TEL：054-285-7185　FAX：054-285-7225 http://www.jeed.or.jp/location/shibu/shizuoka/index.html

愛知支部 ●■	〒485-0825　小牧市下末1636-2 中部職業能力開発促進センター内 TEL：0568-79-0511　FAX：0568-79-0514 http://www.jeed.or.jp/location/shibu/aichi/index.html 高齢・障害者業務課／納付金調査課／求職者支援課 〒460-0003　名古屋市中区錦1-10-1 MIテラス名古屋伏見４階／５階 TEL：052-218-3385　FAX：052-218-3389（高齢・障害者業務課） TEL：052-218-3386　FAX：052-218-3389（納付金調査課） TEL：052-221-8755　FAX：052-221-1271（求職者支援課）
三重支部 ●■	〒510-0943　四日市市西日野町4691 三重職業能力開発促進センター内 TEL：059-321-3171　FAX：059-322-2890 http://www.jeed.or.jp/location/shibu/mie/index.html 高齢・障害者業務課 〒514-0002　津市島崎町327-1 TEL：059-213-9255　FAX：059-213-9270
滋賀支部 ●■◆	〒520-0856　大津市光が丘町3-13 滋賀職業能力開発促進センター内 TEL：077-537-1164　FAX：077-537-1215 http://www.jeed.or.jp/location/shibu/shiga/index.html
京都支部 ●■◆	〒617-0843　長岡京市友岡１丁目２番１号 京都職業能力開発促進センター内 TEL：075-951-7391　FAX：075-951-7393 http://www.jeed.or.jp/location/shibu/kyoto/index.html
大阪支部 ●■◆	〒566-0022　摂津市三島１丁目２番１号 関西職業能力開発促進センター内 TEL：06-6383-0949　FAX：06-6383-0037 http://www.jeed.or.jp/location/shibu/osaka/index.html
兵庫支部 ●■◆	〒661-0045　尼崎市武庫豊町３丁目１番50号 兵庫職業能力開発促進センター内 TEL：06-6431-7276　FAX：06-6431-7285 http://www.jeed.or.jp/location/shibu/hyogo/index.html

奈 良 支 部 ●■	〒634-0033　橿原市城殿町433 奈良職業能力開発促進センター内 TEL：0744-22-5224　FAX：0744-22-6744 http://www.jeed.or.jp/location/shibu/nara/index.html 高齢・障害者業務課 〒630-8122　奈良市三条本町9-21 JR奈良伝宝ビル6階 TEL：0742-30-2245　FAX：0742-30-2246
和歌山支部 ●■	〒640-8483　和歌山市園部1276番地 和歌山職業能力開発促進センター内 TEL：073-461-1531　FAX：073-464-2020 http://www.jeed.or.jp/location/shibu/wakayama/index.html
鳥 取 支 部 ●■	〒689-1112　鳥取市若葉台南7丁目1番11号 鳥取職業能力開発促進センター内 TEL：0857-52-8781　FAX：0857-52-8784 http://www.jeed.or.jp/location/shibu/tottori/index.html
島 根 支 部 ●■◆	〒690-0001　松江市東朝日町267 島根職業能力開発促進センター内 TEL：0852-31-2800　FAX：0852-31-2164 http://www.jeed.or.jp/location/shibu/shimane/index.html
岡 山 支 部 ●■◆	〒700-0951　岡山市北区田中580番 岡山職業能力開発促進センター内 TEL：086-241-0067　FAX：086-241-0902 http://www.jeed.or.jp/location/shibu/okayama/index.html
広 島 支 部 ●■◆	〒730-0825　広島市中区光南5-2-65 広島職業能力開発促進センター内 TEL：082-245-0267　FAX：082-243-0838 http://www.jeed.or.jp/location/shibu/hiroshima/index.html
山 口 支 部 ●■	〒753-0861　山口市矢原1284-1 山口職業能力開発促進センター内 TEL：083-922-1948　FAX：083-932-1583 http://www.jeed.or.jp/location/shibu/yamaguchi/index.html

徳島支部 ●■	〒770-0942　徳島市昭和町8-27-20 徳島職業能力開発促進センター内 TEL：088-654-5101　FAX：088-654-5103 http://www.jeed.or.jp/location/shibu/tokushima/index.html 高齢・障害者業務課 〒770-0823　徳島市出来島本町1-5 TEL：088-611-2388　FAX：088-611-2390
香川支部 ●■◆	〒761-8063　高松市花ノ宮町２丁目４番３号 香川職業能力開発促進センター内 TEL：087-867-6855　FAX：087-867-6856 http://www.jeed.or.jp/location/shibu/kagawa/index.html
愛媛支部 ●■	〒791-8044　松山市西垣生町2184 愛媛職業能力開発促進センター内 TEL：089-972-0325　FAX：089-972-0950 http://www.jeed.or.jp/location/shibu/ehime/index.html
高知支部 ●■◆	〒780-8010　高知市桟橋通四丁目15-68 高知職業能力開発促進センター内 TEL：088-833-1085　FAX：088-831-3008 http://www.jeed.or.jp/location/shibu/kochi/index.html
福岡支部 ●■◆	〒806-0049　北九州市八幡西区穴生３丁目５番１号 福岡職業能力開発促進センター内 TEL：093-641-4906　FAX：093-631-6516 http://www.jeed.or.jp/location/shibu/fukuoka/index.html 高齢・障害者業務課／納付金調査課／求職者支援課 〒810-0042　福岡市中央区赤坂１丁目10番17号 しんくみ赤坂ビル6階 TEL：092-718-1310　FAX：092-718-1314（高齢・障害者業務課） TEL：092-718-7620　FAX：092-718-1314（納付金調査課） TEL：092-718-7610　FAX：092-718-7611（求職者支援課）
佐賀支部 ●■	〒849-0911　佐賀市兵庫町若宮1042-2 佐賀職業能力開発促進センター内 TEL：0952-26-9497　FAX：0952-26-9494 http://www.jeed.or.jp/location/shibu/saga/index.html

長崎支部 ●■	〒854-0062　諫早市小船越町1113番地 長崎職業能力開発促進センター内 TEL：0957-22-5471　FAX：0957-35-4720 http://www.jeed.or.jp/location/shibu/nagasaki/index.html
熊本支部 ●■	〒861-1102　合志市大字須屋2505-3 熊本職業能力開発促進センター内 TEL：096-242-0391　FAX：096-242-0033 http://www.jeed.or.jp/location/shibu/kumamoto/index.html
大分支部 ●■	〒870-0131　大分市皆春1483-1 大分職業能力開発促進センター内 TEL：097-522-2171　FAX：097-522-4456 http://www.jeed.or.jp/location/shibu/oita/index.html
宮崎支部 ●■	〒880-0916　宮崎市大字恒久4241番地 宮崎職業能力開発促進センター内 TEL：0985-51-1511　FAX：0985-51-1513 http://www.jeed.or.jp/location/shibu/miyazaki/index.html
鹿児島支部 ●■◆	〒890-0068　鹿児島市東郡元町14番3号 鹿児島職業能力開発促進センター内 TEL：099-254-3752　FAX：099-254-3758 http://www.jeed.or.jp/location/shibu/kagoshima/index.html
沖縄支部 ●■◆	〒904-0105　中頭郡北谷町字吉原728番地の6 沖縄職業能力開発促進センター内 TEL：098-936-1755　FAX：098-936-1853 http://www.jeed.or.jp/location/shibu/okinawa/index.html 高齢・障害者業務課 〒900-0006　那覇市おもろまち1-3-25 TEL：098-941-3301　FAX：098-941-3302

読者の理解を深めるための関係学会・機関

EAP コンサルティング普及協会	https://www.eapatokyo.org/
うつ病リワーク研究会	http://www.utsu-rework.org/
産業・組織心理学会	http://www.jaiop.jp/
GID（性同一性障害）学会	http://www.gid-soc.org/
多文化間精神医学会	http://www.jstp.net/
日本アルコール・アディクション医学会	http://www.f.kpu-m.ac.jp/k/jmsas/
日本アルコール関連問題学会	http://www.j-arukanren.com/
日本 EAP 協会	http://eapaj.umin.ac.jp/
日本うつ病学会	http://www.secretariat.ne.jp/jsmd/
日本外来精神医療学会	http://www.jaaps.jp/
日本行動医学会	http://www.jsbm.jp/
日本行動分析学会	http://www.j-aba.jp/
日本産業衛生学会	https://www.sanei.or.jp/
日本産業カウンセリング学会	https://www.jaic.jp/
日本産業看護学会	http://www.jaohn.com/
日本産業ストレス学会	http://jajsr.umin.ac.jp/
日本自殺予防学会	http://www.jasp.gr.jp/
日本社会精神医学会	http://www.jssp.info/
日本職業・災害医学会	http://www.jsomt.jp/
日本女性心身医学会	http://www.jspog.com/
日本心身医学会	http://www.shinshin-igaku.com/
日本心理学会	http://www.psych.or.jp/
日本心療内科学会	http://www.jspim.org/

日本心理臨床学会	http://www.ajcp.info/
日本睡眠学会	http://jssr.jp/
日本ストレス学会	http://www.tokyo-med.ac.jp/ph/jass/
日本スポーツ精神医学会	https://www.sportspsychiatry.jp/
日本精神衛生学会	http://www.seishineisei.gr.jp/
日本精神科救急学会	http://www.jaep.jp/
日本精神神経学会	https://www.jspn.or.jp/
日本精神病理学会	http://www.psychopathology.jp/
日本精神分析学会	http://www.seishinbunseki.jp/
日本精神保健福祉士協会	http://www.japsw.or.jp/
日本産業カウンセラー協会	http://www.counselor.or.jp/
日本総合病院精神医学会	http://psy.umin.ac.jp/
日本てんかん学会	http://square.umin.ac.jp/jes/
日本渡航医学会	http://jstah.umin.jp/
日本認知症学会	http://dementia.umin.jp/
日本認知療法学会	http://jact.umin.jp/
日本マインドフルネス学会	http://mindfulness.jp.net/
日本森田療法学会	http://www.jps-morita.jp/
日本臨床心理士会	https://www.jsccp.jp/
日本老年医学会	https://www.jpn-geriat-soc.or.jp/

執筆者紹介（執筆者は50音順）

浅井和子	ピースマインド・イープ株式会社
阿部裕	四谷ゆいクリニック院長
五十嵐良雄	医療法人雄仁会メディカルケア虎ノ門院長
市川佳居	編者
石見忠士	こころの耳運営事務局長
大﨑陽平	ヘルスデザイン株式会社代表／産業医
大西守	編者
小野和哉	聖マリアンナ医科大学神経精神科科学教室特任教授
加藤憲忠	富士電機株式会社大崎地区健康管理センター
黒木宣夫	勝田台メディカルクリニック院長／東邦大学名誉教授
小薬理絵	ピースマインド・イープ株式会社
小山文彦	東邦大学産業精神保健・職場復帰支援センター（佐倉）教授
渋谷英雄	ピースマインド・イープ株式会社
島津明人	北里大学一般教育部人間科学教育センター教授
髙瀬真	日本私立学校振興・共済事業団東京臨海病院メンタルクリニック医長
張賢徳	帝京大学医学部附属溝口病院精神科教授
寺前隆	牛嶋・寺前・和田法律事務所／弁護士
中田貴晃	キューブ・インテグレーション株式会社パートナー
西川あゆみ	ピースマインド・イープ株式会社／一般社団法人EAPコンサルティング普及協会
錦戸典子	東海大学健康科学部看護学科教授
廣川進	大正大学心理社会学部教授
廣尚典	編者
古山善一	東京産業保健総合支援センター相談員
松井知子	杏林大学保健学部教授
宮中大介	株式会社ベターオプションズ代表取締役社長
森口次郎	京都工場保健会理事
湯佐真由美	ピースマインド・イープ株式会社

※所属は執筆時

編者紹介（初版刊行時）

大西　守（おおにし　まもる）

東京都出身．精神科医．日本精神保健福祉連盟常務理事．日本外来精神医療学会理事長，日本産業精神保健学会副理事長，日本精神衛生学会常任理事，日本社会精神医学会理事，日本精神科産業医協会理事，日本スポーツ精神医学会理事，日本森田療法学会理事，日本障がい者スポーツ協会評議員・医学委員，日本心身医学会評議員，東京産業保健総合推進センター相談員，人事院「心の健康づくり指導委員会」委員，厚生労働省・産業カウンセラー協会「『こころの耳』運営委員会」委員，日本医師会認定産業医などを兼務．

専門領域は，産業精神保健，地域精神保健，多文化間精神医学，心身医学，森田療法など．

編著書として，『人事・労務担当者のためのリワーク活用マニュアル―うつ病休職者の失敗しない職場復帰のために』（雇用問題研究会，2011），『改訂 職場のメンタルヘルス・ハンドブック』（学芸社，2009），『産業心理相談ハンドブック』（金子書房，1998），『職場のメンタルヘルス実践教室』（星和書店，1996），他論文多数．

廣　尚典（ひろ　ひさのり）

三重県出身．産業医科大学産業生態科学研究所精神保健学教授・産業医実務研修センターセンター長．日本産業衛生学会代議員，同学会産業精神衛生研究会代表世話人，日本産業精神保健学会業務執行理事，日本産業ストレス学会常任理事，日本精神衛生学会理事，日本アルコール・アディクション医学会評議員，日本ストレス学会評議員，日本行動医学会評議員，日本うつ病学会評議員，人事院「心の健康づくり指導委員会」委員，厚生労働省・産業カウンセラー協会「『こころの耳』運営委員会」委員，福岡労働局労働衛生指導医，福岡産業保健総合支援センター相談員，他

専門領域は，産業保健，産業精神保健など．

著書として，『要説産業精神保健』（診断と治療社，2013），『メンタルヘルスどう進める？　職場復帰支援の実務（How to 産業保健）』（産業医学振興財団，2011），編著書として，『チームで取り組む職場のメンタルヘルス』（診断と治療社，2011），他論文多数．

市川佳居（いちかわ　かおる）

神奈川県出身．医学博士．レジリエ研究所㈱所長．EAPの日本国内およびアジア太平洋地域のパイオニアとして，日本およびアジア地域におけるEAP普及に携わりつつ，働く人のメンタルヘルス，健康経営などの側面からレジリエンスを活用した手法を企業にアドバイスを行う．早稲田大学第一文学部を卒業後，米国メリーランド州立大学大学院に留学，米国ソーシャルワークの資格を取得後帰国し，外資系企業にてEAPの業務に携わる．その後，杏林大学にて医学博士取得．2002年に起業し，ピースマインド・イープ㈱設立．国際EAPコンサルタント（CEAP），カリフォルニア州臨床ソーシャルワーカー（LCSW），臨床心理士．

学会ならびに教育活動として，国際EAPコンサルタント（CEAP）認証委員，EAPコンサルティング普及協会理事長，アジア太平洋地域EAP円卓会議（APEAR）理事，杏林大学，東京大学，産業医科大学，京都文教大学非常勤講師．東京経営者協会経営労務相談室　相談員．

著書として，『企業のメンタルヘルスを強化するために―EAP「従業員支援プログラム」の活用と実践』（労働調査会，2011），『EAP導入の手順と運用』（かんき出版，2004），他論文多数．

〔新訂版〕 職場のメンタルヘルス　100のレシピ

2017年12月21日　初版第１刷発行
2025年２月20日　初版第２刷発行

検印省略

編　者　大西　守
　　　　廣　尚典
　　　　市川佳居

発行者　金子紀子

発行所　株式会社 金子書房
〒112-0012 東京都文京区大塚3-3-7
電話03(3941)0111㈹／FAX03(3941)0163
振替　00180-9-103376
URL　https://www.kanekoshobo.co.jp

印刷　藤原印刷／製本　井上製本所

ISBN978-4-7608-2663-6　C3011

Printed in Japan